AF495385

LA
FEMME-MÉDECIN

PAR

G. RICHELOT
Docteur en médecine
Vice-Président de la Société de médecine de Paris,
Médecin-Inspecteur
de l'Établissement thermal du Mont-Dore.

PARIS
E. DENTU, LIBRAIRE-ÉDITEUR,
Palais-Royal, 17 et 19, Galerie d'Orléans.
ET AUX BUREAUX DE *L'UNION MÉDICALE*,
11, rue de la Grange-Batelière.

1875

LA

FEMME-MÉDECIN

PARIS. — IMPRIMERIE FÉLIX MALTESTE ET Cie
Rue des Deux-Portes-Saint-Sauveur, 22.

LA FEMME-MÉDECIN

PAR

G. RICHELOT
Docteur en médecine
Vice-Président de la Société de médecine de Paris,
Médecin-Inspecteur
de l'Établissement thermal du Mont-Dore.

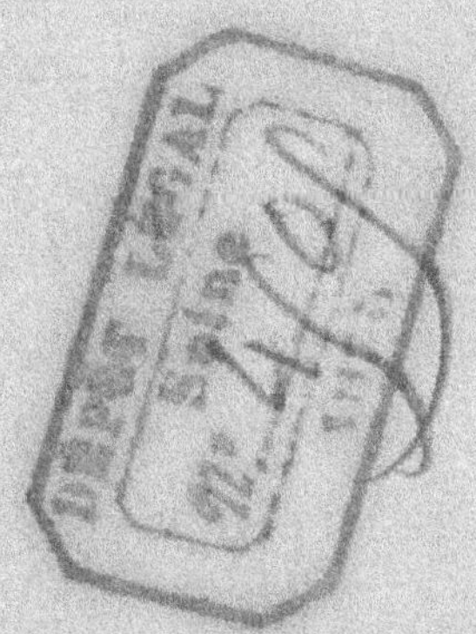

PARIS
E. DENTU, LIBRAIRE-ÉDITEUR,
Palais-Royal, 17 et 19, Galerie d'Orléans.
ET AUX BUREAUX DE L'*UNION MÉDICALE*,
11, rue de la Grange-Batelière.

—

1875

2

Les pages qu'on va lire n'étaient point destinées d'abord à être réunies en un volume. C'étaient de simples feuilletons écrits par occasion pour un journal de médecine, L'UNION MÉDICALE, de simples *Causeries confraternelles*. On s'explique ainsi l'ordre peu méthodique qui y règne.

Mais le sujet qui est discuté dans ces feuilletons n'intéresse pas seulement les médecins. La question de la femme-docteur-en-médecine est devenue une question sociale, et a pris, dans ces derniers temps, une importance inattendue. Des hommes d'un savoir incontestable, de bons esprits, ont manifesté, par leurs écrits et par leurs actes, une manière de voir qui me paraît de nature à égarer l'opinion publique, si facile à tromper sur tout ce qu est du domaine de la médecine.

Il importe donc de jeter quelque lumière sur une doctrine qui n'est point sans dangers pour la société, et de porter cette lumière au delà du cercle restreint de la profession médicale.

C'est dans cette intention que j'ai détaché les *Causeries confraternelles sur la femme-médecin* du recueil scientifique où elles étaient renfermées, et que je les ai rassemblées, afin qu'elles puissent être facilement consultées par tout le monde.

G. RICHELOT.

LA

FEMME-MÉDECIN

I

LA FEMME-MÉDECIN

On parle de plus en plus des femmes qui, dans l'intention d'exercer l'art de guérir, se livrent à l'étude des sciences médicales, en Amérique, en Angleterre, en Russie, en Suisse, en France même, et obtiennent le brevet de pharmacien ou le diplôme de docteur en médecine. Aucune législation, aucune puissance morale n'interviennent pour arrêter cette déplorable tendance. C'est un engouement, une maladie de notre époque. Dans plus d'un pays, on crée des Écoles de médecine à l'usage des femmes. Tout récemment, à Londres, un établissement de ce genre a été inauguré. Les praticiens les plus renommés de la capitale de l'Angleterre, les maîtres qui enseignent dans les hôpitaux de cette grande ville, ont accepté le titre et les fonctions de professeur dans cette École féminine, où les dames se font inscrire en grand nombre, et où, indépendamment de la médecine proprement dite, on leur enseignera encore la chimie, la botanique, et l'anatomie comparée !

Chez nous, les femmes sont admises officiellement aux examens, et jusqu'à l'internat dans nos hôpitaux !

Laisser des femmes, des jeunes filles

suivre les cours de nos Écoles de médecine et pénétrer dans nos salles de dissection, au milieu des cadavres, c'est se mettre en contradiction choquante avec nos mœurs; leur donner place aux examens officiels, leur accorder des grades dans nos Écoles, leur concéder des titres professionnels complets, c'est, de la part de l'administration supérieure, un acte de faiblesse ou de négligence, ce qu'on pourrait appeler l'abandon d'une portion importante de la direction sociale.

C'est la liberté, dit-on. Hélas! tant d'autres libertés moins dangereuses et plus fécondes nous manquent!

L'homme civilisé est ainsi fait, qu'avant d'arriver à la possession et à l'exercice rationnel de la liberté, il faut qu'il épuise la liste de toutes les utopies, de toutes les excentricités, de toutes les folies, qui n'en ont que le masque. Parmi ces excentricités et ces folies, ne doit-on pas considérer l'institution des femmes-médecins comme une de celles qui méritent d'être le plus vivement combattues, car elles menacent directement la santé humaine, et, par conséquent, les plus chers intérêts de la société ?

Nos confrères de la presse médicale, en Angleterre, n'envisagent point avec indifférence cet entraînement féminin vers la médecine. Ils pensent, non sans un grand sens pratique, que ce fait peut avoir les conséquences les plus graves au point de vue de l'exercice de la médecine dans l'avenir. Ces conséquences, personne ne peut les prévoir d'une manière précise ;

mais il est facile de pressentir qu'elles ne peuvent pas être bonnes.

J'ai questionné un grand nombre d'élèves en médecine. Je leur ai demandé quelle impression produit sur eux la présence des femmes dans les amphithéâtres et dans les salles de dissection. Il m'ont tous répondu : Une impression de dégoût. Quelle autre impression pourrait produire, en effet, la vue de ces femmes, jeunes pour la plupart, avec leurs tabliers ensanglantés, avec leurs manches retroussées, avec leurs mains souillées et armées du scalpel et de la pince à disséquer, penchées sur des cadavres puants ? Cet accoutrement, ces salles infectes, ces débris humains, ces rudes travaux, font un contraste repoussant avec ces formes féminines. Et ces formes féminines elles-mêmes, dans un pareil milieu, apparaissent disproportionnées, débiles, ridicules. Les jeunes femmes qui ont assez peu de pudeur et de bon goût pour entrer dans une carrière si mal appropriée à leur sexe, ne paraissent pas se douter de ce qu'elles sacrifient. Elles perdent toutes leurs grâces, tout leur charme, tout l'attrait de leur sexe. Ce ne sont plus ni des femmes, ni des hommes.

Armées du diplôme de docteur, qui confère le droit d'exercer la médecine dans toute l'étendue du territoire français, les femmes-médecins se diront les médecins des femmes et des enfants. Mais d'abord, au point de vue de ces dames, à quel âge l'homme cessera-t-il d'appartenir à la catégorie des enfants? Quelle sera la limite précise? Puis, pense-t-on que ces dames, foulant aux pieds le besoin de notre siècle, celui de faire fortune le plus promptement possible, refuseront d'aller porter leurs conseils et leurs soins au malade du sexe masculin qui les appellera? Que de raisons d'humanité et de dévouement ne mettront-elles pas en avant pour ne pas se soustraire à cet appel!

Et, dans l'exercice de l'art, supposez la *doctoresse* arrivée au huitième mois d'une grossesse, circonstance qui naturellement sera très-fréquente, si les *doctoresses* sont nombreuses, voyez-vous cette femme pénétrant dans la chambre de son client, précédée d'un ventre énorme et s'approchant avec peine du malade pour lui tâter le pouls, l'ausculter en avant, en arrière, objet elle-même de répulsion pour le malade, si le malade est un homme ou une femme, objet d'effroi par sa masse informe, si le malade est un petit enfant? Ce spectacle serait grotesque, s'il n'était profondément triste.

Je rencontre parfois des personnes qui, jugeant du désintéressement et de la délicatesse des médecins d'après ce qu'elles observent dans la plupart des autres professions, dans le commerce, dans l'industrie, en un mot, chez le plus grand nombre des hommes, se figurent que, si les médecins condamnent l'institution des femmes-médecins, c'est par un sentiment d'envie, et dans la crainte de la concurrence qui peut leur être faite. Rien n'est plus facile que de répondre à cette accusation ingrate et injuste.

Il faut partir de ce double point de vue, d'abord que le Corps médical ne peut être, en aucune manière, assimilé à une caste jalouse de ses priviléges et désireuse de les transmettre à sa descendance, et qu'en effet, un grand nombre de médecins ne sont ni fils, ni pères de médecins. Cela posé, qu'importe aux médecins qu'un essaim de femmes vienne augmenter le nombre des praticiens? Il faut admettre qu'il se passera un certain nombre d'années avant que les *étudiantes* d'aujourd'hui deviennent des médecins à clientèle. Et quand il en sera ainsi, combien de médecins d'aujourd'hui se seront retirés des affaires ou de ce monde! Eh bien, qu'arriverait-il si le nombre des *doctoresses* devenait considérable? Le nombre des *docteurs* diminuerait en proportion. Il se ferait en grand, dans tout le Corps médical, ce qui se fait en moindre proportion dans une partie de la Bretagne, où les médecins instruits disparaissent, au grand détriment de la santé des populations, devant les envahissements funestes du charlatanisme et de l'exercice illégal. Le Corps médical-homme ne se recruterait que dans la mesure nécessaire pour répondre à l'appel des malades qui tiendraient à être assistés par des médecins sérieux et capables. Les jeunes gens qui, dans les conditions normales de la société, eussent embrassé la carrière médicale, avertis qu'elle n'est plus suffisamment rémunératoire, se dirigeraient vers les autres carrières. Les intérêts du Corps médical sont donc hors de cause, et l'opposition des médecins ne saurait être suspectée. Mais quels seraient les intérêts menacés? Évidemment ceux de la société, ceux de la santé publique.

Voici une preuve bien triste, entre mille, de ce que j'avance : Une jeune femme appartenant à une des familles les plus respectables de Paris, déjà mère de deux petits enfants, était arrivée à son troisième accouchement. Par un sentiment de pudeur bien mal raisonné, elle n'avait point voulu consentir à recevoir les soins d'un médecin pendant ses couches. Elle était donc assistée par une sage-femme. A la suite de ce troisième accouchement, il se déclara une perte utérine grave. L'hémorrhagie devint promptement formidable. Voyant son impuissance, que fit la femme-médecin?... Elle s'évanouit! C'était un moyen de se soustraire à toute responsabilité; mais pendant cette syncope, la pauvre jeune mère succomba. Je le demande, voit-on les accoucheurs, en présence d'une perte utérine, s'évanouir au lieu d'arrêter l'hémorrhagie? La syncope est dans la nature de la femme; elle sera nécessairement un des attributs de la femme-médecin. Mais ce n'est là qu'un des nombreux détails de ce grave et intéressant sujet de la femme-médecin, que je ne puis qu'effleurer dans ces colonnettes.

L'étude et la pratique de la médecine exigent des qualités viriles. Pour être médecin, il faut avoir une intelligence ouverte et prompte, une instruction solide et variée, un caractère sérieux et ferme, un grand sans-froid, un mélange de bonté et d'énergie, un empire complet sur toutes ses sensations, une vigueur morale et, au besoin, la force musculaire. Est-ce que ces qualités et ces aptitudes, sauf de très-rares exceptions, peuvent se trouver réunies chez la femme? Ne sont-elles pas précisément le contraire de la nature féminine? Et ce qui ajoute aux dangers de l'institution des femmes-médecins, c'est qu'un sentiment d'amour-propre, coupable sans doute, mais bien naturel, les entraînera invinciblement à vouloir traiter seules leurs malades, sans l'aide d'un homme, pour avoir tout le mérite de la guérison. Or, le simple retard à provoquer une consultation ne pourra-t-il pas être, dans beaucoup de cas, une cause de mort?

Je me souviens d'avoir vu dans un hôpital d'une de nos grandes villes, une jeune femme, d'environ 25 ans, d'un physique agréable, qui remplissait, dans cet hôpital, les fonctions d'externe, auxquelles elle était arrivée par le concours. Elle suivait, avec les autres élèves de l'École de médecine, la visite du chirurgien. Dans la salle des hommes, toutes les fois qu'il était nécessaire de découvrir le malade plus ou moins complétement, elle quittait le groupe des élèves et se retirait momentanément dans l'embrasure d'une fenêtre. Évidemment, c'était une situation fausse et presque ridicule; comment faisait-elle dans la salle de dissection? Lorsque le professeur arriva à la salle des femmes, elle ouvrit sa trousse et s'arma de sa pince à pansement. C'était là qu'elle avait son service. On m'apprit alors qu'elle était la femme d'un médecin, et qu'elle était mère de trois petits enfants!

J'avoue que ces renseignements produisirent sur moi une impression pénible. Je me représentais le père de ces enfants visitant jour et nuit ses malades, la mère de famille passant ses journées aux visites et aux pansements de l'hôpital, aux cours de l'École de médecine, dans les salles de dissection, et les pauvres petits êtres, abandonnés, livrés à quelque servante inepte, contractant peut-être, faute d'une bonne hygiène, le germe de quelque maladie qui empoisonnera leur existence, et recevant à coup sûr d'une domestique ignorante et superstitieuse des notions absurdes et nuisibles, qui ne s'effaceront jamais de leur esprit que d'une manière incomplète. Et je me disais, envisageant l'immensité des études médicales : Non, la femme n'est point faite pour ces études. Elle n'est point faite pour méditer sur un squelette, pour explorer l'état de nos viscères par la percussion et l'auscultation, pour plonger ses petites mains dans le ventre des cadavres et y chercher la cause de la mort........ Elle a une autre mission dans la société.

Ici, je m'arrête. La mission sociale de la emme, voilà un beau et vaste sujet bien fait pour attirer les pensées des hommes de cœur et de progrès. Mais le feuilleton est un asile trop humble pour recevoir un si grand personnage. Bornons-nous à dire, en terminant, que la femme-médecin est un être humain qui a dévié.

P. S. Au dernier concours, la jeune dame dont je viens de parler a été nommée interne dans l'hôpital où elle remplissait les fonctions d'externe.

II

LES ÉTUDIANTES

Je lisais, ces jours-ci, dans un journal politique français, les lignes suivantes : « La question de principe relative à l'admission des femmes aux cours de la Faculté de médecine vient d'être tranchée, dit le *Messager du Midi*, en faveur de Mlle Doumergue, reçue pharmacien à Montpellier. En conséquence, Mlle Doumergue est autorisée à prendre les inscriptions nécessaires pour l'obtention du grade de docteur médecin. » L'UNION MÉDICALE n'a pas manqué de faire savoir à ses lecteurs, dans le courant du mois dernier, que le titre de pharmacien avait été conféré à cette demoiselle; les nouvelles de cette nature ont un intérêt d'actualité, de curiosité et de bizarrerie, qui ne permet pas de les passer sous silence.

Il est donc bien avéré, bien établi, qu'en France, les femmes peuvent assister aux cours de médecine de l'État, subir officiellement les examens probatoires, et obtenir le diplôme de docteur, qui donne le droit d'exercer la médecine.

Il n'en est point ainsi en Angleterre. Les institutions médicales qui, dans ce pays, ont le privilége de la collation des grades, tiennent les femmes à distance, et ne veulent à aucun prix les admettre dans leur sein. Et pourtant, suivant l'expression consacrée, l'Angleterre est la terre classique de la liberté! Mais dans cette question, la nation anglaise, nation éminemment pratique, est guidée par un sentiment de prudence, de raison, non moins que de haute convenance, qui l'empêche heureusement de s'égarer. Sans doute, en Angleterre, en vertu de la liberté, la femme-médecin peut exercer sans entraves l'art de guérir, aux risques et périls de ceux qui se confient à elles; mais, au moins, l'administration supérieure, l'État, n'est point complice de cette excentricité dangereuse.

L'opinion que je viens de rappeler est très-généralement admise dans le Corps médical anglais, qui repousse d'une manière absolue l'intrusion des femmes dans la pratique de l'art de guérir. L'institution des sages-femmes elle-même ne trouve point grâce devant lui. Tout récemment, la *Société obstétricale* de Londres a déclaré, à la presque unanimité de ses membres, que la femme n'a point reçu de la nature les conditions qui sont nécessaires pour constituer un bon accoucheur. Dans le *verdict* de cette Société (c'est le mot employé par son président), on remarque la phrase suivante, toute physiologique, très-topique, et si bien en harmonie avec la sérieuse et positive naïveté du caractère anglais : « ..... Les femmes sont inaptes à supporter, pendant leurs époques menstruelles, pendant leurs grossesses, pendant toute la période de la puerpéralité, les fatigues physiques et les angoisses morales de la pratique obstétricale... » Du reste, cette phrase renferme une vérité incontestable.

C'est à cette intelligente sévérité des institutions médicales de l'Angleterre, soutenue par l'opinion générale des médecins de ce pays, que la Faculté de médecine de Paris a dû l'insigne honneur de compter dans les rangs de ses élèves la première femme qui ait obtenu de cette École célèbre le titre de docteur, Miss Garrett ! Cette demoiselle, lorsqu'elle se présenta au Collége médical de Londres pour y prendre ses inscriptions, éprouva un refus formel. Le même refus lui fut opposé à Édimbourg. Mais Miss Garrett avait une volonté forte et une grande fortune. Elle intenta un procès au Collége médical de Londres, puis au Collége médical d'Édimbourg. En

Angleterre les procès coûtent énormément cher. Elle y dépensa des sommes considérables. Ses efforts, cependant, restèrent sans succès; devant toutes les juridictions elle fut vaincue ; et elle ne put réussir à se constituer *étudiante en médecine* dans les Écoles médicales anglaises. Or, ce qu'elle n'avait pu faire à Londres et à Édimbourg, elle l'a fait tout naturellement et sans difficulté à Paris ! J'en suis un peu honteux pour mon pays.

Miss Garrett est la proche parente d'un orateur de la Chambre des Communes anglaise, qui s'est fait remarquer par de nombreux discours dont le but était le développement et le progrès de l'instruction générale, et qui a revendiqué en faveur des femmes le droit de vote dans les élections pour le Parlement. Elle-même, il n'y a pas bien longtemps, a présidé un vaste meeting féminin tendant à obtenir pour son sexe ce droit de vote. Lorsqu'elle était élève de la Faculté de médecine de Paris, elle avait à peu près une trentaine d'années. C'était une assez belle personne, dont on admirait les magnifiques cheveux blonds. Sa tenue était convenable et digne; et, sous ce rapport, elle se distinguait de la plupart des autres étudiantes.

Aujourd'hui, Miss Garrett, docteur en médecine de la Faculté de Paris et devenue la femme d'un riche négociant, M. Anderson, est à la tête d'un hôpital d'enfants, à Londres. On dit des merveilles de la richesse et de l'élégante splendeur de son cabinet de consultation.

Une autre étudiante a laissé des souvenirs à l'École de médecine de Paris, Miss

Putnam, docteur en médecine, elle aussi, de notre heureuse Faculté, et, en ce moment, professeur dans une université libre de New-York. La biographie de Miss Putnam n'a pas moins d'intérêt que celle de Miss Garrett. Son père, propriétaire d'une des plus grandes maisons de librairie de New-York, est l'éditeur d'une publication périodique très-importante, le ***Putnam's Magazine***, où la doctoresse a fait imprimer de nombreux articles de médecine, et, en particulier, un roman médical. Miss Putnam s'est mariée, à New-York, avec le docteur Jacobi, cousin du socialiste allemand. On dit que le mari et la femme ont chacun une fort belle clientèle.

Mais quelle idée doit-on se faire des travaux et des études de toutes ces étudiantes, dont on compte un douzaine à l'École de médecine de Paris? En général, les épreuves de ces dames sont d'une grande faiblesse, et ne révèlent ni une forte intelligence, ni une instruction solide. Évidemment, elles sont hors de leur voie naturelle. Miss Garret, par exemple, qui avait choisi pour sujet de thèse *la migraine*, — c'était bien là un vrai sujet féminin, — n'a produit qu'une œuvre médiocre.

Il paraît, toutefois, qu'il faut faire une exception en faveur de Miss Putnam, qui a bien passé tous ses examens, et qui, finalement, a été reçue à sa thèse avec la note *extrêmement satisfait !!!* Elle avait choisi pour sujet de cette thèse, la *graisse neutre et les acides gras* envisagés exclusivement au point de vue physiologique. Pour composer cette thèse, elle s'était livrée à un grand nombre d'expériences sur une multitude de petits chats, qu'elle sacrifiait après les avoir nourris pendant un temps plus ou moins long avec de l'huile de foie de morue. — Où était la *Société protectrice des animaux* de Norwich! — La thèse de Miss Putnam a été considérée comme une bonne thèse. Cependant, à la lecture, on sent qu'il manque à son auteur ce qu'on pourrait appeler l'esprit scientifique. On y trouve beaucoup d'érudition, de nombreux matériaux. Mais ces matériaux n'ont pas été convenablement utilisés. C'est un travail mal digéré, une quantité énorme de labeur pour un mince résultat.

On devait s'attendre à cette insuffisance intellectuelle chez les femmes qui ne craignent pas d'aborder les études si ardues de la médecine. Mais il est des faits qu'on ne pouvait guère prévoir, et dont le récit curieux est digne de toute l'attention de l'observateur et du philosophe. Tels sont ceux dont l'Université de Zurich a été le théâtre.

L'année dernière, cette Université n'avait pas moins de 180 étudiantes, presque toutes Russes, quelques-unes Hongroises ou Allemandes, une seule Française. Sur ce nombre il y avait 120 étudiantes en médecine! L'Université de Zurich offrait donc l'exemple d'une rare prospérité. Or, il est extrêmement probable que cette prospérité va diminuer, et voici pourquoi :

Dans le courant de l'année 1873, à propos d'une discussion socialiste qui s'était élevée, au sein de l'Université de Zurich, entre un Allemand du nom de Guillaume et un Russe nommé Bakounine, une effroyable mêlée a eu lieu entre les étudiantes de cette Université. Ces dames sont descendues sur la voie publique ; et là, s'est livrée une véritable bataille. Plusieurs étaient armées de revolvers et ont fait feu. Il y a eu des blessées.

Ne feraient-elles pas mieux, toutes ces femmes, de vivre tranquillement, en bonnes ménagères, en bonnes mères de famille, au foyer conjugal ? Et peut-on donner le nom de liberté au laisser-aller qui tolère et autorise de pareilles extravagances ?

L'empereur de Russie, informé de ces désordres, est intervenu; et, par un ukase spécial, il a décidé que l'exercice de la médecine serait interdit dans l'empire russe à toute femme qui aurait fait ses études médicales et pris ses grades à l'Université de Zurich. C'est un coup funeste porté à cette Université.

Cette sévérité, d'ailleurs, n'est que trop méritée. Un jour le professeur Biermer, atteint d'une affection douloureuse de la gorge, pria les élèves de ne plus fumer dans les salles des cours, pendant la durée de sa maladie, car la fumée du tabac augmentait ses souffrances. Le lendemain, la foule des étudiants et des étudiantes envahit l'enceinte universitaire comme d'habitude. Tous les *étudiants* avaient jeté leurs cigares avant d'entrer ; toutes les *étudiantes* entrèrent avec d'énormes pipes à la bouche et fumant comme des caporaux!!!

Ces tristes faits portent un grand enseignement : ils démontrent que ce n'est point impunément que la femme sort de ses attributions naturelles pour empiéter sur celles de l'homme. Pour nous médecins, c'est un devoir de le proclamer bien haut.

III

OBJECTIONS

J'ai dit, et je le maintiens, que l'entraînement des femmes vers les études médicales et l'obtention du grade de docteur en médecine est une *maladie* de notre époque. On ne saurait trop, sur cette matière, éclairer l'opinion publique. L'épidémie menace de s'étendre. Voyez ce qui se passe en Angleterre. Mes lecteurs doivent se rappeler que miss Garrett n'a pu obtenir d'être inscrite comme *étudiante*, ni à Londres, ni à Édimbourg. Eh bien, voici que M. Cowper-Temple vient d'être admis à présenter au Parlement anglais un *bill* qui aura pour résultat, s'il est voté, de « dissiper tous les doutes relativement au pouvoir, que possèdent les Universités de l'Ecosse, de recevoir les femmes comme *étudiantes*, et de leur conférer les grades universitaires. » Je ne crois pas qu'il soit prudent de laisser passer avec indifférence cette folie contemporaine.

Les deux feuilletons que j'ai consacrés à ce sujet d'un intérêt général ont été reproduits par plusieurs journaux. C'est une marque de haute approbation et un grand honneur pour moi. Mais ils n'ont pas rencontré que des approbateurs. Un défenseur des femmes-médecins, une *doctoresse* de Londres, m'ont adressé des objections. J'ai recueilli moi-même, dans plusieurs journaux de médecine français, anglais, américains et allemands, des arguments et des faits contraires à la thèse que je soutiens. J'ai réuni toutes ces pièces, j'en ai fait un dossier, que je vais faire passer sous les yeux de mes confrères. Après avoir exposé loyalement les raisons invoquées contre ma manière de voir, je m'attacherai à les réfuter, et j'espère porter la conviction, même dans l'esprit de mes adversaires de l'un et de l'autre sexe.

Voici, d'abord, la lettre que j'ai reçue d'un étudiant en médecine de la Faculté de Paris :

Paris, 27 janvier 1875.

« Monsieur,

« Je lis dans le numéro du 23 janvier de l'Union Médicale, sous la rubrique « *Cau-*

serie confraternelle, » un article relatif à l'une des questions les plus débattues aujourd'hui, celle de savoir si les femmes peuvent ou non apprendre et exercer la médecine.

« Bien que les faits cités par M. G. R. ne soient que trop exacts, il me paraît en avoir tiré des conclusions un peu sévères, et je compte sur votre impartialité pour insérer dans votre estimable Revue les quelques lignes qui suivent.

« Agréez, Monsieur le rédacteur, l'assurance de ma considération distinguée.

« E. P***, étudiant en médecine.

« Le côté vraiment important de la question est celui-ci : La nature même de l'esprit de la femme lui permet-elle l'étude si ardue de la médecine, ou bien, au contraire, y a-t-il chez elle une infériorité intellectuelle qui l'empêche de s'élever au-dessus des connaissances simplement pratiques jusqu'à la généralisation?

« M. G. R. n'hésite pas à affirmer cette « insuffisance » de l'intelligence féminine. L'expérience, pour lui, la démontre clairement : l'esprit de synthèse et les vues vraiment scientifiques manquaient aux thèses de miss Garrett ou de miss Putnam.

« Sans contester ici l'exactitude de cette appréciation, nous dirons seulement pourquoi ces expériences ne nous paraissent pas probantes. Nous autres, hommes, nous n'abordons nos études définitives, médicales ou autres, qu'après avoir, par une éducation de plusieurs années, préparé notre esprit. Dans cette longue période qui s'étend depuis la première lettre que nous avons épelée jusqu'au baccalauréat, qui clôt et constate nos études universitaires, non-seulement nous avons acquis des connaissances particulières et des sciences spéciales, mais, et c'est là le grand côté de notre instruction, nous sommes devenus aptes à saisir la science elle-même, à généraliser; nous avons appris à apprendre. Où est, nous le demandons, pour les femmes l'équivalent de cette immense préparation? Et s'il est vrai qu'il y ait, de notre intelligence à la leur, une différence d'essence, à quoi bon ce mouvement si général et qui fait tant d'honneur à l'époque moderne, ce mouvement qui a élevé le niveau de l'éducation de la femme si fort au-dessus de ce qu'elle était il y a un siècle? Et ce n'est point là un simple perfectionnement, un progrès partiel, c'est la conséquence, encore incomplète, du changement radical qui s'est opéré dans notre façon d'envisager la femme. Nous voulons, aujourd'hui, non pas une compagne un peu plus instruite, mais une égale, et nous lui donnons, pour qu'elle le devienne, toutes les ressources qui étaient jusqu'ici notre apanage exclusif.

« Pour être encore généralement répan-
« due, dit M. Acollas, dans son remar-
« quable *Manuel du droit civil*, l'opinion
« de l'infériorité de la femme est exac-
« tement du même ordre que celle qui con-
« sisterait à soutenir aujourd'hui que l'ou-
« vrier est inférieur au capitaliste qui
« l'opprime..... Ce qui, bien plus que les
« différences naturelles, crée l'inégalité
« entre les hommes, ce sont les différences
« qui dérivent de l'éducation : or, si cette

« proposition est vraie pour l'ouvrier, elle « l'est aussi pour la femme, et nous « sommes fondé à croire que l'infériorité « générale de ses aptitudes par rapport « à l'homme a pour cause essentielle la « différence de l'éducation... Voilà à quoi « a tenu jusqu'ici cette infériorité, et « encore combien d'exceptions, combien « de femmes qui ont atteint un niveau que « peu d'hommes ont dépassé! »

« En Amérique, l'expérience a été faite, et voici ce qui est résulté de l'institution des Écoles mixtes : dans l'important Collége d'Oberlin, non-seulement les femmes ne se sont pas montrées inférieures aux hommes, mais elles les ont en majorité dépassés, et cela dans les hautes sciences!

« Le problème est donc résolu : l'expérience même, partout où elle s'est opérée dans des conditions rationnelles, a montré qu'entre les intelligences des deux êtres à figure humaine, l'une n'était pas supérieure et l'autre inférieure : l'intelligence de la femme est l'égale de la nôtre.

« Un mot maintenant, pour terminer, sur un autre côté de la question, que j'appellerai le côté des *convenances*. Les faits que cite M. G. R., relatifs aux étudiantes de Zurich, sont malheureusement trop exacts. Mais l'expérience que nous faisons actuellement à la Faculté de Paris est là pour témoigner que de pareils désordres ne découlent pas nécessairement du fait que les femmes abordent les études médicales. M. G. R. oublie trop que, parmi les étudiantes que possède en ce moment notre Faculté, il n'en est pas une dont la conduite ne soit à l'abri du plus léger reproche, pas une dont la tenue, à l'hôpital, au cours, au pavillon, soit de nature à inspirer un autre sentiment que le respect, et, dois-je le dire? l'admiration. Que M. G. R. ne se récrie pas. Oui, nous les admirons, parce qu'en bravant les préjugés et l'opinion publique, elles ont compris que le seul moyen de conquérir leur indépendance et de renverser la domination de l'homme, est d'entrer en lutte avec lui pour l'une des plus importantes fonctions sociales, « de « briser, suivant l'expression de M. Acollas, « les liens qui enserrent son activité, » de donner, en un mot, une démonstration par le fait. Et, au lieu de rougir pour notre pays de l'asile et de la liberté qu'il leur offre, nous somme fiers que ce soit en France que puisse s'accomplir ce généreux mouvement, et nous laissons volontiers à la rigoriste Angleterre et aux autocrates russes le monopole de leurs verdicts et de leurs ukases. »

Cette lettre, depuis que je l'ai reçue, a paru dans un journal politique, mais avec de nombreuses variantes. Dans le texte qu'on vient de lire, le style est modéré et de bonne compagnie ; dans celui qui a été livré à la grande publicité, il est devenu passionné, violent. L'auteur de la lettre parle de son *indignation*, et déclare qu'il n'est pas possible d'être moins *Français* que moi !

On le voit, mon contradicteur est jeune, et je lui pardonne bien volontiers ses emportements, car, à son âge, il y a des fibres sensibles, dont les vibrations parfois trop vives portent le trouble dans l'esprit.

Quand il aura, comme moi, vieilli sous le harnais, il aura plus de sang-froid, et il jugera les choses tout autrement.

A côté de sa lettre, je vais placer celle qui m'a été envoyée de Londres par un confrère féminin, et qui, d'ailleurs, est écrite en assez bon français :

13, Granville Place Portman Square,
Londres W. Le 4 février 1875.

*A Monsieur le rédacteur de l'*Union Médicale.

« Monsieur,

« En ma qualité d'abonnée à l'Union Médicale, j'en reçois régulièrement les numéros. Dans celui du 23 janvier, j'ai lu avec attention le feuilleton, et j'ai l'honneur de vous faire observer certaines affirmations inexactes que j'y ai notées :

« 1° Miss Garrett n'a jamais intenté de procès à aucun Collége médical, soit en Angleterre, soit en Écosse. Miss Garrett éprouva, il est vrai, un refus formel lorsqu'elle se présenta pour prendre ses inscriptions au Collége médical du *London Hospital*. Un Collége médical dit *de Londres* n'existe point, sauf celui qui vient d'être fondé pour les femmes, sous le nom de *London School of Medicine for Women*. Chez nous, les Écoles médicales sont presque toutes connues sous le nom de l'hôpital auquel elles sont attachées.

« 2° Miss Garrett, ou plutôt Mrs Anderson,

dirige un service à un hôpital *de femmes*, et non pas à un hôpital d'enfants à Londres.

« 3° Le chiffre des étudiantes, à Zurich, était, l'année dernière, fort restreint, et n'atteignait pas de très-loin le nombre cité de 180.

« 4° A propos de la phrase : « Cette sévé- « rité n'est que trop méritée, » je me permets, Monsieur, de vous rappeler que telle n'est pas l'opinion des professeurs de Zurich, puisque, dans l'année 1873, cette Université adressa au gouvernement russe une protestation (dont je pourrais vous faire voir le texte), contre l'ukase qui rappelait de Zurich la totalité des étudiantes russes. Un professeur éminent de cette même Université écrivait au *Scotsman* du 27 juin 1873, que l'ukase n'était autre chose qu'une violente protestation politique de la part du gouvernement russe, et que le résultat, au moins pour Zurich, en ce qui concernait la question des études des femmes, en avait été que l'on s'était déclaré plus généralement et plus librement que par le passé en faveur des personnes estimables et sérieuses qui y poursuivaient leurs études.

« Je vous adresse ces rectifications, Monsieur le rédacteur, persuadée que vous les accueillerez avec empressement dans votre journal, car la Presse a pour devoir de proclamer la vérité, d'éclairer les esprits, et de retracer fidèlement les événements tels qu'ils se sont passés.

« Quant à la Société obstétricale de Londres, dont il est question également dans le feuilleton que je viens de citer, elle ne s'est point fait honneur, aux yeux de certains de ses membres, en fermant d'une main ses portes aux femmes, tandis que, de l'autre, elle porte à huis clos de rudes coups à leur intelligence et à leur sagacité. Cela s'appellerait, d'hommes à hommes, d'un nom un peu blessant ; mais les femmes ne disent pas de vilains mots ; — voilà pourquoi je me tais et m'abstiens de toute appréciation de la conduite de ces messieurs.

« Agréez, Monsieur, l'expression de ma haute considération.

« Frances-Elizabeth Hoggan, M. D.,

« Physician to the New Hospital
« for Women, London. »

On voit, par cette lettre, que le *verdict* de

la Société obstétricale de Londres n'est pas accepté par toutes les dames anglaises. Mais ce n'est pas d'aujourd'hui qu'en Angleterre, en dépit de ce *verdict*, l'exercice de la médecine est revendiqué en faveur des femmes, et que la supériorité même de la femme sur l'homme, dans l'art des accouchements, est affirmée. Une dame très-savante et très-lettrée, Mme Anna Puéjac, sage-femme en chef de la Maternité de Montpellier, m'apprend, dans la *Gazette médicale de l'Algérie*, qu'une sage-femme anglaise, Elisabeth Nihell, qui vivait dans la seconde moitié du XVIIIe siècle, a publié un *Traité d'obstétrique*, et que ce traité, traduit en français, a paru en 1771 chez l'imprimeur du roi de France et de Navarre. Or, ce traité n'est guère qu'une violente diatribe contre les accoucheurs, en faveur des sages-femmes. Rien n'y manque, dit

Mme Anna Puéjac, arguments moraux, historiques, philosophiques, bibliographiques et religieux! La sage-femme anglaise soutient que les femmes ont seules les qualités nécessaires pour faire les accouchements, parce qu'elles ont les mains petites et douces, plus de patience dans l'esprit et un cœur plus compatissant. Elle s'étend très-longuement, et même d'une façon piquante, sur la haute inconvenance qu'il y a dans l'intervention d'un homme pour les soins si intimes de l'accouchement. Et pour arriver plus sûrement à ses fins, elle prend à partie les maris, les excite, les raille, et trouve qu'ils font une assez sotte figure, quand leurs femmes sont soignées par un accoucheur! Ici, Mme Anna Puéjac s'arrête; elle n'ose reproduire les paroles de sa collègue de l'autre siècle!

A l'époque où Elisabeth Nihell vivait, les études obstétricales étaient très-insuffisantes pour les hommes; et c'était avec beaucoup de raison qu'elle affirmait qu'il faut avoir vu opérer ailleurs que sur les mannequins des amphithéâtres des Facultés, et qu'elle accusait Smellie de faire de mauvais élèves, parce qu'il enseignait à l'aide d'un automate en bois dont le ventre était en cuir. Il y avait dedans, dit-elle, une vessie bouchée pleine de petite bière, pour simuler les eaux roussâtres de l'amnios; au milieu de cette petite bière nageait une poupée en cire. Le même maître recommandait à ses disciples de s'affubler, au moment d'officier, d'une *robe* de toile!

Il va sans dire que Mme Anna Puéjac partage plus ou moins explicitement la manière de voir de la sage-femme anglaise. « Je crois devoir ajouter, dit-elle, sans prétendre nullement ramasser la vaillante épée de ma collègue du XVIIIe siècle, qu'à mérite égal, une femme est bien préférable à un homme au chevet du lit d'une accouchée. La sage-femme mâle, pour me servir des termes d'Elisabeth Nihell, est bien *déplacée* dans les accouchements simples, car *elle* est fort embarrassée de la puérilité de son rôle, *elle* ne sait pas l'encadrer dans ces jolis riens qui ne sont que des mièvreries quasi-maternelles, très-précieuses aux femmes qui souffrent, et qui ne peuvent couler de source que d'un esprit et d'un cœur vraiment féminins. »

Les médecins du Danemark, nos contemporains, paraissent incliner pour concéder aux femmes la pratique de l'art de guérir. Dans une réunion de plus de deux cents médecins danois, qui s'est tenue, en août dernier, à Aarhuus, et où diverses questions professionnelles ont été agitées, on a discuté la prétention manifestée par les femmes d'entrer dans la profession médicale. Eh bien, le sentiment général de l'assemblée a été qu'il n'y avait aucune raison incontestable qui s'opposât à ce que les femmes traitassent les maladies de leur sexe, et qui les empêchât de le faire avec habileté et succès. Quant à la pratique des accouchements, nos confrères danois ont déclaré qu'il est hautement désirable qu'elle soit retirée des mains des sages-femmes actuelles, et qu'elle soit confiée à des femmes munies des grades universitaires!

Ce qui n'est encore qu'à l'état de contemplation chez nos confrères du Danemark, est depuis longtemps une réalité et se réalise de plus en plus tous les jours dans beaucoup d'autres pays. Aux États-Unis d'Amérique, le 1er octobre dernier, on posait la première pierre de l'édifice qui sera le Collége médical féminin de Pennsylvanie. Dans le Connecticut, la Société de médecine de Hartford, en admettant dernièrement au nombre de ses membres titulaires, mistriss doctor Ellen E. Hammond, reconnaissait clairement la légitimité de la présence des femmes sur le terrain professionnel.

En Russie, l'idée a pris un corps, et ses progrès sont rapides. Toutes les mesures ont été adoptées, par l'État, pour l'instruction médicale des femmes sur une grande échelle. Cette instruction est donnée, sous la direction d'une dame, avec l'aide de trois surveillantes des classes, à l'Académie de médecine de Saint-Pétersbourg, dans les mêmes bâtiments et par les mêmes professeurs que pour les étudiants-hommes, mais à des heures différentes. Lorsque ce fait a été communiqué au journal anglais *le Times*, deux cent quarante jeunes filles suivaient les cours de médecine depuis trois ans. Les études complètes devant durer quatre années, aucune d'elles n'avait encore quitté l'École pour se livrer à l'exercice de sa profession. Un petit nombre seulement de ces étudiantes appartenaient à la capitale de l'empire; la plupart venaient des provinces, et faisaient leur éducation médicale aux frais des administrations locales, à la condition qu'après leurs études complètes, elles iraient exercer dans les localités qui en faisaient les frais. Et dans plusieurs de ces localités, leur retour était vivement souhaité, car dans les parties éloignées du vaste empire russe, l'assistance médicale manque complétement.

La Russie ne pouvait pas s'arrêter en si beau chemin. Un journal de Vienne, le *Medecinisch-chirurgische Centralblatt*, nous apprend que le comité de la Société instituée à Saint-Pétersbourg pour les soins à donner aux malades et aux blessés en temps de guerre, vient d'approuver la proposition d'admettre les femmes à remplir les fonctions de chirurgiens d'armée sur les champs de bataille et dans les hôpitaux militaires. En conséquence, on se propose d'instituer, dans l'Université russe, un cours d'instruction spéciale pour les chirurgiens militaires femmes (*Feldscheererinnen*)!

C'est une approbation explicite et officielle de la doctrine de la femme-médecin.

Il y a une tradition légendaire, pleine de charmes, qui nous représente la femme, dans les châteaux féodaux du moyen âge, prodiguant ses soins aux malades et aux blessés. La femme était là le seul médecin, voire même le chirurgien de la famille et de son entourage. La littérature de l'époque élève bien haut le talent et les bienfaits de ces gracieux et charitables praticiens. Pourquoi donc, de nos jours, la femme serait-elle déshéritée de ses admirables aptitudes?

Pour justifier la revendication de l'exercice de la médecine en faveur de la femme, on met en avant une argumentation qui tend à présenter la femme comme étant égale à l'homme sous tous les rapports. Le docteur Gaillard Thomas, de New-York, dit nettement et sans restriction que, si la femme était placée dans des conditions favorables, elle ne serait notablement inférieure à l'homme, ni pour le développement intellectuel ni pour le développement physique.

Ce sujet, qui paraît être à l'ordre du jour en Amérique et en Angleterre, a été traité d'une manière remarquable par un médecin anglais très-estimé, le docteur Henry Maudsley, et par la femme qui, en ce moment, dit l'auteur de l'article auquel j'emprunte ce renseignement, dans la *Medical Press*, « peut être considérée comme le champion par excellence de l'éducation des femmes, Mistriss Garrett-Anderson. »

Il a été repris plus récemment et avec beaucoup de force par un médecin distingué de Boston, le docteur Edward H. Clarke, ancien professeur de *matière médicale* au *Harvard College*.

Les partisans de la femme-médecin insistent principalement sur la question du développement physique de la femme qui, selon eux, pourrait rivaliser de force avec l'homme, si son hygiène était convenablement dirigée dès son enfance. Je viens au-devant de ce dernier argument, et j'apporte à son appui un fait qui ne peut manquer d'intéresser mes lecteurs, et par laquelle je termine cet exposé. Voici ce fait :

Les patineurs de Pennsylvanie, après avoir longtemps cherché un roi, sans pouvoir s'entendre dans cette recherche, ont pensé que le meilleur moyen de se mettre d'accord était d'élire une reine. Et en effet, ils ont proclamé *reine des patineurs* Miss

Jenny Bretton, pour avoir fait, en trois heures trente-cinq minutes, un trajet de neuf lieues!!!

Je viens de réunir en un faisceau formidable, sans chercher à leur enlever rien de leur force, les principaux faits et arguments qui contredisent mes opinions relatives à la femme-médecin. Dans une prochaine *Causerie confraternelle*, je les discuterai, je les apprécierai, et il ne me sera pas difficile d'en démontrer toute la faiblesse.

IV

FORCE PHYSIQUE DE LA FEMME

J'ai vu souhaiter d'être fille, et une belle fille, depuis treize ans jusqu'à vingt-deux, et après cet âge de devenir un homme.

(La Bruyère, *Des Femmes.*)

Voilà, pour le physiologiste comme pour le philosophe, la source de tout le mal. La Bruyère a mis le doigt sur la plaie. Les femmes veulent avoir la force physique en partage; elles veulent, pour l'intelligence, être sur le pied de l'égalité avec l'autre sexe; elles veulent, dans la société humaine, diriger, dominer..... Elles veulent être des hommes! Étrange aberration! Quel témoignage plus frappant peuvent-elles donner de leur infériorité dans l'in-

4*

terprétation et l'appréciation des choses de ce monde! Il y a, en tout cela, il faut l'avouer, beaucoup de notre faute, à nous autres hommes, qui avons encore si peu fait pour les éclairer, pour leur tracer leur véritable voie ; et quel enseignement pour nous dans ces folles aspirations!

Elles voudraient bien pénétrer sur le terrain de la politique, — les pauvres femmes! Plusieurs de celles qui ont cherché et obtenu le diplôme de docteur en médecine ont revendiqué aussi, avec une grande ardeur, le droit de vote pour leur sexe (1). Jusqu'à présent cette revendication a peu attiré l'attention des hommes;

(1) Miss Harriet Hunt, qui est morte récemment à Boston, et qui fut une des premières femmes américaines qui se soient livrées à l'exercice de la médecine, fut en outre la promotrice de la revendication des droits politiques de la femme. Elle refusa de payer patente, déclarant qu'elle ne voulait payer aucun impôt tant qu'on ne lui reconnaîtrait pas ce qu'elle appelait son *droit* de voter.

et il faut espérer, très-heureusement pour la plus belle moitié du genre humain, qu'elle ne sera jamais une réalité. Mais le champ de la médecine a été laissé librement ouvert à leur ambition féminine, et elles s'y sont précipitées, croyant faire acte de haute virilité en se mettant en lutte avec l'homme, comme le dit mon jeune correspondant, M. P***, « pour l'une des plus importantes fonctions sociales », la pratique de la médecine.

Avant d'aborder l'examen critique des opinions et des faits qui ont été mis en avant pour appuyer la doctrine de la femme-médecin, et que j'ai eu soin de réunir dans ma dernière *Causerie confraternelle*, il est nécessaire que je fasse ma profession de foi. Mes adversaires pourraient voir en moi un ennemi des femmes.

Ce serait une grosse erreur. Bien loin de là, je le déclare tout haut et sans rougir, je les ai toujours beaucoup aimées et, par-dessus tout, respectées. Et ce sont précisément ces sentiments de sincère affection et de profond respect qui m'ont inspiré le désir de les arracher, — puissé-je au moins y contribuer ! — à la voie ridicule et dangereuse dans laquelle je les vois à l'envi et si inconsidérément s'engager. Une autre pensée plus élevée encore m'excite et m'encourage dans cette tentative, c'est une pensée d'intérêt social. La femme a une tout autre et bien plus belle mission à remplir que celle d'exercer la médecine en délaissant et foulant aux pieds ses devoirs les plus naturels, les plus impérieux, les plus féconds. Je ne terminerai point l'argumentation que j'entreprends, sans dire quelques mots de cette grande mission, à laquelle se rattache presque entièrement l'avenir de l'humanité.

Il faut tout d'abord établir un premier point, c'est que tout ce que j'ai avancé dans mes précédents articles sur la femme-médecin, à part quelques détails, qui ne changent rien au fond de mes appréciations, est marqué au coin de la vérité et de la bonne foi. C'est ce qui ressort clairement des propres paroles de mes opposants. Ma savante adversaire, Mistriss Hoggan, docteur en médecine, me dit que Miss Garrett, actuellement Mistriss Anderson, n'a point soutenu de procès pour se faire inscrire comme étudiante dans un collége médical, soit à Londres, soit à Édimbourg. A cet égard, j'ai donc été mal renseigné; mais je le regrette pour Miss

Garrett. C'eût été un acte de vigueur, qui n'aurait fait qu'ajouter à son caractère, l'accentuer davantage, et dont elle pourrait à bon droit se parer. Je ne m'arrêterai point sur les quelques autres inexactitudes qui me sont signalées, car elles sont tout à fait insignifiantes. Je puis donc dire que mes récits et mes remarques reposent sur des événements et sur des faits vrais, incontestés, et qui désormais appartiennent à l'histoire. Cela posé, entrons dans le fond du débat.

Lorsqu'on fixe sa pensée sur la question si intéressante et si délicate de la femme-médecin, la première objection qui se présente à l'esprit, c'est celle de la faiblesse physique de la femme, à laquelle vient s'ajouter la considération des fonctions naturelles spéciales, qui sont pour elle une source d'indispositions et d'entraves. Comment pourra-t-elle toujours répondre à toute réquisition, de nuit comme de jour ? L'exercice de la médecine exige des forces physiques relativement considérables ; il est incompatible avec une constitution débile, nerveuse ou maladive. Cette vérité, personne ne la conteste ; elle se vérifie tous les jours. Il suffit d'ouvrir les yeux, de regarder et de voir. Il s'en faut de beaucoup que les hommes eux-mêmes soient tous doués de la vigueur de corps et d'esprit nécessaire. La femme est donc inapte à la profession médicale par cela seul qu'elle est physiquement et organiquement plus faible que l'homme.

Il va sans dire qu'on doit écarter ici les exceptions. On sait fort bien qu'il y a des femmes hautes de taille, douées d'une puissance musculaire considérable et d'une grande force de résistance, et des hommes petits, débiles et de complexion délicate. Mais ce n'est pas en s'appuyant sur les exceptions que l'on peut fonder, avec sûreté, les institutions sociales.

Les partisans de la doctrine de la femme-médecin reconnaissent implicitement tout ce qu'il y a de vrai et de fondé dans cette objection de la débilité féminine, car un de leurs grands arguments consiste à dire que, si la femme, pour son développement, était placée dans des conditions favorables, elle ne serait point inférieure à l'homme, même pour la force matérielle. Il y a, dans cette étrange et si fausse assertion, un double aveu : c'est admettre, instinctivement et par la force des choses, d'une part, qu'une grande vigueur est indispensable pour pouvoir pratiquer la médecine sans succomber à la peine, et, d'autre part, que la femme, au moins dans l'état actuel de la société, est douée de vigueur à un bien moindre degré que l'homme.

Ici, je puis arrêter tout de suite mes adversaires. En effet, de quelque manière qu'on envisage la question, ils se hâtent trop. Ils se plaignent de la funeste hygiène à laquelle les femmes se laissent aller, de leur éducation physique et morale mal dirigée, de la débilité constitutionnelle et des aptitudes morbides qui en sont la triste conséquence. Jusque-là, ils ont cent fois raison. Mais qu'ils commencent donc par travailler à réformer ces usages désastreux, — et dans cette réforme nous les seconderons de toutes nos forces, — qu'ils parviennent à faire adopter le mode d'éducation qui doit donner aux femmes une constitution robuste ; et qu'ils ne les lancent pas, avant d'avoir tout fait pour développer leurs forces, dans une profession dure, pénible, pleine d'émotions et de fatigues, où la seule perspective, pour le plus grand nombre, sera de s'y briser. Si l'on devait, ce qui me paraît absurde et déplorable, ouvrir à la femme la carrière de la médecine, il serait logique, rationnel, et surtout humain, de la préparer avant tout pour cette terrible carrière.

Mais, est-il permis de dire que, si la femme était placée, pour son développement, dans des conditions favorables, sa puissance physique ne serait point inférieure à celle de l'homme? Ce sont pourtant des médecins, c'est-à-dire des anatomistes et des physiologistes, qui mettent en avant un aussi choquant paradoxe.

Prenez l'homme et la femme, à l'âge adulte, dans les conditions les plus naturelles, et comparez. Que voyez-vous ?

Du côté de l'homme une haute taille, des os volumineux et puissants, une poitrine largement développée, servant d'appui à des muscles riches en fibres musculaires, un bassin peu large, offrant de solides attaches à des muscles vigoureux, sans apporter aucune gêne dans les mouvements. L'ampleur de la poitrine et de la respiration est à la fois la source et l'indice de la force. C'est ce qui est d'une grande évidence dans les accès d'asthme, où l'on voit des hommes robustes, athlétiques, qui, en partie privés de respiration, ne pourraient pas même lutter avec un enfant.

Du côté de la femme, une petite taille, des os minces et moins résistants, une poitrine étroite et, par conséquent, une ampleur moindre de respiration et un point d'appui moins puissant pour les forces musculaires, les muscles réunissant moins de fibres et par conséquent moins forts, des mamelles qui encombrent la partie antérieure du thorax et qui viennent encore, par la gêne qu'elles apportent à leur action, diminuer la force des membres supérieurs, un bassin large, dont les dimensions imposent une direction oblique et désavantageuse aux fémurs et enlèvent une partie de leur précision et de leur sûreté aux mouvements de progression.

Cette comparaison sommaire, mais suffisante, ne fait-elle pas naître invinciblement, dans l'esprit de l'observateur, l'idée de fonctions tout à fait différentes pour l'un et l'autre sexe, et de deux rôles parfaitement distincts à jouer dans la société?

Que feront sur les formes de la femme

les conditions favorables qu'on invoque? Avec leur aide, on obtiendra certainement des os moins fragiles, des muscles plus puissants, un sang plus riche, un système nerveux moins excitable, une santé plus robuste et meilleure à tous égards, et ce sera un grand bienfait pour le monde. Mais ces conditions favorables feront-elles que l'accroissement de la femme en hauteur subira une augmentation, que la poitrine sera plus ample et privée de mamelles, que le bassin sera ramené aux dimensions avantageuses de celui de l'homme? Mais alors, il n'y aurait plus de femmes! Les formes de la femme sont impérieuses; elles sont en harmonie nécessaire avec le rôle qui lui a été dévolu dans l'ensemble de la création. Quoi qu'on fasse, les femmes resteront toujours avec les dispositions organiques qui en font des mères, des nourrices, et, de plus, des êtres inférieurs aux hommes pour la force physique. Soutenir le contraire, c'est insensé !

Nous avons d'ailleurs bien des preuves de ce que j'avance. L'expérience s'est faite dès les premiers temps du monde et se fait encore tous les jours. Remontez, si vous le voulez, aux siècles antiques ; voyez ce qui se passait chez les anciens Grecs, où les jeunes filles n'étaient pas élevées plus mollement que les jeunes garçons. Les femmes étaient-elles égales aux hommes en vigueur, faisaient-elles partie des armées, étaient-elles le sexe fort ? Et de nos jours, chez les peuplades sauvages, les femmes, auxquelles on ne reprochera pas de subir les influences débilitantes de notre civilisation, se laisseraient-elles abaisser au rôle de bêtes de somme si elles étaient seulement égales en force à leurs maîtres ?

On peut pousser la démonstration encore plus loin, et demander un argument indiscutable à l'histoire naturelle de l'homme. Tous les accoucheurs savent que, à terme, le fœtus mâle est généralement plus volumineux que le fœtus du sexe féminin, et que ce plus grand volume est souvent une cause d'accidents, soit pour la mère, soit pour l'enfant, chez les primipares. Des recherches récentes, faites en Anglerre, sur le poids du corps humain à différents âges, viennent compléter ce document. En moyenne, après leur naissance, les garçons pèsent un peu plus, et les filles un peu moins de 6 livres anglaises. Pendant les douze premières années, le poids des deux sexes est presque égal ; mais, après cet âge, l'homme acquiert une prépondérance décidée. Ainsi les jeunes gens d'une vingtaine d'années pèsent en moyenne 143 livres anglaises, tandis que les jeunes femmes du même âge ne pèsent que 120 livres.

Ne mettons en ligne de compte que le volume et le poids du nouveau-né, puisque plus tard on pourrait invoquer les prétendues influences atrophiantes de notre civilisation sur la femme. Il ne résulte pas moins de ces faits, de la manière la plus évidente, que, primordialement, originellement, dans l'ordre invariable de la nature, la masse de matière et par conséquent la dose de force dévolue à l'homme sont plus considérables que celles qui appartiennent à la femme, et qu'il est tout à fait invraisemblable que cette différence puisse jamais s'effacer.

A cette notion de la force nécessaire pour exercer une profession pénible et fatigante vient naturellement se rattacher celle des fonctions spéciales, qui si souvent empêchent la femme de participer à la vie commune, soit en brisant momentanément ses forces, soit en réclamant, pour un temps plus ou moins long, l'intervention de tout son être. Aussi doit-on considérer comme l'expression d'un sentiment très-juste, très-pratique et très-humain, le verdict de la *Société obstétricale* de Londres, que j'ai fait connaître aux lecteurs de L'UNION MÉDICALE : « .... Les femmes sont inaptes à supporter, pendant leurs époques menstruelles, pendant leurs grossesses, pendant toute la période de la puerpéralité, les fatigues physiques et les angoisses morales de la pratique obstétricale.... » Mais ce verdict a une bien plus grande portée que celle qui lui a été assignée par la Société obstétricale. C'est à tout l'art de guérir qu'il s'applique, aussi bien à la pratique de la médecine et de la chirurgie qu'à la pratique des accouchements. Car quelle est la branche de la profession médicale qui est exempte de fatigues, d'excursions nocturnes, de troubles matériels de toute nature, d'émotions, d'angoisses et de secousses morales?

Or, peut-on croire que la femme-médecin, pendant ses époques menstruelles, affrontera sans danger les labeurs et les scènes émouvantes de la pratique? Dans une foule de cas, une impression vive peut troubler l'émission naturelle des règles et devenir, par là, une source de maladies graves. Pour la femme-médecin, ce danger sera incessant. Il serait bien inutile de chercher à développer ici cet argument, qui ne peut guère trouver d'adversaires sérieux. Cependant, comme dans une discussion de la nature de celle à laquelle je me livre en ce moment, il importe d'apporter, à l'appui des propositions contestées, des preuves directes qui doivent frapper vivement les esprits, je citerai le travail très-intéressant que M. le professeur Lorain a publié récemment, dans les ARCHIVES GÉNÉRALES DE MÉDECINE, sur le sujet très-grave des *émotions soudaines chez les femmes* développant instantanément des troubles nerveux persistants : hystérie, chlorose, chorée, paralysie agitante! Les femmes dont les observations sont relatées dans le mémoire de notre savant confrère étaient en pleine époque menstruelle. Sous l'influence d'une simple émotion, d'une simple frayeur, l'écoulement s'est arrêté brusquement, et cet arrêt des règles a marqué le début de la maladie. — Et, pendant les grossesses de la femme-médecin, les émotions professionnelles ne seront-elles pas une cause fréquente de fausses couches?

Je ne pense pas qu'il soit nécessaire de rappeler à mes adversaires quel obstacle les accouchements de la femme-médecin mettront à l'exercice de sa profession. A cette occasion, qu'il me soit permis de raconter une petite anecdote que je lisais, il n'y a pas longtemps, dans un journal de médecine français. Une dame, prise des douleurs de l'enfantement, envoya chercher sa sage-femme. Celle-ci était ellemême au terme de sa gestation. Cependant, elle se mit en route pour aller remplir son devoir professionnel, et arriva chez sa cliente. Mais, à peine arrivée, soit secousse de la route, soit émotion, voilà le travail de l'accouchemeat qui se déclare chez elle! Il fallut la coucher sur un lit dans une chambre voisine! Voyez-vous le tableau? Entendez-vous le duo des cris provoqués par les douleurs expulsives? Puis deux enfants s'efforçant de venir au monde en même temps, et tous les gens de la maison ne sachant où donner de la tête? Pourquoi donc vouloir à toute force violenter les lois de la nature?

On se préoccupe en ce moment, avec grande raison, de la question de l'allaitement maternel. En vérité, en approfondissant les choses, on est tenté de considérer comme cruellement coupable la mère qui refuse de remplir ce devoir sacré. Eh bien, la pratique de la médecine, n'est-ce pas la négation de ce devoir sacré pour la femme-médecin? Et ne serait-il pas déplorable de voir toute une classe de la société s'y soustraire?

Après tout ce qui précède, j'en appelle

à la raison, au bon sens, à l'humanité de Mistriss Putnam-Jacobi, de mistriss Garrett-Anderson, de Mistriss Hoggan, du docteur Gaillard Thomas (de New-York), de mon jeune contradicteur, M. P***, est-il sage d'entraîner la femme, sans égard pour les obstacles et les dangers qui découlent de sa faiblesse originelle et de ses fonctions génésiques, dont il lui est impossible d'éluder le pénible accomplissement, dans le rude sentier de la profession médicale ?

Voilà pour le côté anatomique et physiologique du débat. Dans une prochaine *Causerie confraternelle*, j'aborderai la question, plus délicate encore et plus périlleuse pour moi, de l'intelligence féminine.

V

INTELLIGENCE DE LA FEMME

Examinons maintenant l'intelligence de la femme au point de vue de l'étude et de l'exercice de la médecine.

Le sujet de l'intelligence de la femme, même renfermé dans ces limites, est encore si vaste et si complexe, qu'il faudrait, pour le traiter complétement, de longues et profondes méditations et de nombreuses pages. Je me bornerai nécessairement à un coup d'œil rapide. J'espère toutefois y trouver de nouvelles preuves à l'appui de mon opinion sur la femme-médecin.

Une question préalable se présente. Mon jeune contradicteur, faisant allusion au jugement que j'ai porté sur les thèses de Miss Garrett et de Miss Putnam, qui n'ont présenté, suivant moi, qu'un mérite de second ordre, me fait remarquer que si, jusqu'à présent, les hommes se montrent, en général, supérieurs à leurs condisciples féminins dans les difficiles travaux de la médecine, il faut chercher la cause de cette supériorité dans la supériorité de l'instruction qu'ils reçoivent de la société, comparée à l'instruction si peu généreuse qui est accordée aux femmes. Il y a beaucoup de vérité dans cette proposition; mais ce n'est pas la vérité absolue.

Admettons que l'homme et la femme naissent égaux intellectuellement. La société s'empare de l'homme dès son jeune âge et lui verse les plus riches trésors des connaissances humaines, laissant à la femme les études légères et superficielles. « Nous autres hommes, dit avec raison M. P***, nous n'abordons nos études définitives, médicales ou autres, qu'après avoir, par une éducation de plusieurs années, préparé notre esprit. Dans cette longue période, qui s'étend depuis la première lettre que nous avons épelée jusqu'au baccalauréat, qui clôt et constate nos études universitaires, non-seulement nous avons acquis des connaissances particulières et des sciences spéciales, mais, et c'est là le grand côté de notre instruction, nous sommes devenus aptes à saisir la science elle-même, à généraliser; nous avons appris à apprendre. Où est, nous le demandons, pour les femmes, l'équivalent de cette immense préparation ? »

Il est évident, et personne ne peut le nier, qu'il y a, dans cette direction si différente et si injuste des deux sexes, une cause considérable d'infériorité intellectuelle pour la femme. Je m'empresse de le reconnaître tout aussi bien que M. P***. Mais, c'est, de la part de mon contradicteur, un immense aveu, dont je m'empare. Si l'instruction des femmes est généralement mal dirigée, incomplète, insuffisante; si cette instruction sans profondeur n'a point disposé leur esprit aux études fortes, et aux généralisations, qui exigent des connaissances si sûres et si variées, comment osent-elles aborder une carrière pour laquelle leur intelligence n'est point préparée, dans laquelle elles vont être nécessairement condamnées à se traîner à la remorque de l'autre sexe, dans une humiliante infériorité ? Et comment peut-on être assez peu leur ami pour les y engager ? De même qu'il faudrait, avant tout, ainsi que je le disais dans ma précédente *Causerie confraternelle*, ne fût-ce que par humanité, faire adopter à la civilisation moderne le mode d'éducation physique qui doit donner aux femmes une constitution robuste, de même il serait logique, avant de leur ouvrir une scène où les plus hautes facultés de l'esprit doivent être mises en jeu, de développer au préalable leur intelligence, comme on le fait pour celle de l'homme, par une instruction complète et appropriée. Jusque-là, en tout cas, la doctrine de la femme-médecin ne saurait être qu'une doctrine d'illusions, de déceptions, et souvent même, je n'hésite point à le dire, d'immoralité.

Cette considération puissante rejette à une époque bien éloignée de la nôtre, à moins que toutes les lois de la prudence ne soient foulées aux pieds, l'admission des femmes dans la profession médicale, si jamais cette admission doit être acceptée par la société.

Mais la supériorité de l'homme sur la femme, dans les difficiles travaux de notre science et de notre art, est-elle due entièrement à la supériorité de l'instruction qu'il reçoit de la société, à « l'immense préparation » que mon contradicteur a signalée à bon droit ; et, pour me servir des propres expressions de M. P***, à la nature même de l'esprit de la femme lui permet-elle l'étude si ardue de la médecine ? »

Ici vient se poser une question que je considère comme insoluble, à laquelle je me garderai bien de répondre, car, dans l'état actuel de la société humaine, il est impossible d'y faire une réponse catégorique, celle de savoir si l'intelligence de la femme est égale à celle de l'homme. L'intelligence de la femme et celle de l'homme se correspondent évidemment sous un grand nombre de rapports ; mais, sous beaucoup d'autres, elles sont au moins très-différentes.

Au philosophe sévère, — ce ne serait pas un physiologiste, — qui soutiendrait que l'intelligence de la femme est originellement et notablement inférieure à celle de l'homme, je répondrais, et sans doute M. P*** ne viendrait point me contredire, que, s'il en était ainsi, l'humanité serait quelque chose de bien bizarre et de bien incompréhensible. On ne verrait pas la femme, depuis la naissance du monde, se relever de plus en plus de la condition infime où sa faiblesse physique l'avait fait tomber dans les temps primitifs et grossiers, et devenir, de plus en plus, à mesure des progrès de la civilisation, non plus l'esclave, la propriété, la sujette, mais bien l'amie, la compagne, en un mot, l'égale de l'homme dans la société. Et nous ne serions pas témoins de « ce mouvement si général et qui fait tant d'honneur à l'époque moderne, ce mouvement qui a élevé le niveau de l'éducation de la femme si fort au-dessus de ce qu'elle était il y a un siècle, » que signale M. P***, et que je trouve, pour ma part, dans l'intérêt de la femme et de la société, encore trop incomplet, trop insuffisant et et trop vague.

Mais si nous n'avons pas le droit, dans l'état actuel du monde civilisé, de dire que l'intelligence de la femme soit originellement et notablement inférieure à celle de l'homme, il est incontestable que ces deux intelligences possèdent des aptitudes diverses, qui s'excluent ; et que, pour le physiologiste, seul juge compétent en cette matière, les aptitudes propres de chacune de ces deux intelligences sont inéluctables, car elles sont étroitement liées à l'organisation même, dont elles découlent naturellement et nécessairement, au même titre que les fonctions spéciales dévolues à l'un et à l'autre sexe.

Or, pour celui qui étudie ces aptitudes si profondément et si irrémédiablement diverses, il est un fait d'observation, qui paraît entièrement conforme aux lois de la nature, c'est la tendance générale de l'intelligence de l'homme vers les travaux de recherches et de raisonnement, et celle non moins générale de l'intelligence féminine, qui fait de la femme un être d'instinct et de sentiment. Jusqu'à présent, aucune expérience humaine, aucune institution sociale ne sont venues infirmer ce fait d'observation, aussi vieux que le monde. Que de choses il y aurait à dire sur ce sujet plein d'intérêt et d'enseignements utiles !

La Bruyère a écrit, dans ce sens, quelques phrases légères, mais charmantes et qui révèlent une grande finesse et une grande vérité d'observation : « Pourquoi s'en prendre aux hommes de ce que les femmes ne sont pas savantes ? Par quelles lois, par quels édits, par quels rescrits, leur a-t-on défendu d'ouvrir les yeux et de lire, de retenir ce qu'elles ont lu, et d'en rendre compte ou dans leur conversation ou par leurs ouvrages ? Ne se sont-elles pas, au contraire, établies elles-mêmes dans cet usage de ne rien savoir, ou par la faiblesse de leur complexion, ou par la paresse de leur esprit, ou par le soin de leur beauté, ou par une certaine légèreté qui les empêche de suivre une longue étude, ou par le talent et le génie qu'elles ont seulement pour les ouvrages de la main, ou par les distractions que donnent les détails d'un domestique, ou par un éloignement naturel des choses pénibles et sérieuses, ou par une curiosité toute différente de celle qui contente l'esprit, ou par un tout autre goût que celui d'exercer leur mémoire ? Mais, à quelque cause que les hommes puissent devoir cette ignorance des femmes, ils sont heureux que les femmes, qui les dominent d'ailleurs par tant d'endroits, aient sur eux cet avantage de moins. » (CARACTÈRES, *Des femmes.*)

Je ne suis pas aussi absolu que La Bruyère. Je l'ai dit, je ne crois point que l'ignorance trop générale des femmes soit exclusivement le résultat de leurs instincts moins sérieux que ceux de l'homme ; je crois, comme je l'ai donné à entendre précédemment, que, jusqu'à nos jours, une direction paternelle et éclairée a manqué à la femme. Mais il est incontestable que ces instincts ont eu et auront toujours une part réelle et considérable dans les conditions scientifiques et morales de la femme. Car ces instincts sont véritablement innés, puisqu'ils sont le produit de ce qui fait la femme, de son système nerveux physiologiquement différent de celui de l'homme, de ses fonctions féminines et sociales différentes de celles de l'homme. Ils sont donc ineffaçables. Aucune éducation, si elle peut les modifier et les perfectionner, ne peut les faire disparaître complétement, car ce serait faire disparaître la femme elle-même.

Notre sympathique et regretté Cerise a résumé ces données générales de la manière la plus gracieuse et la plus vraie : «..... Exquise sensibilité, excessive mobilité, extrême surexcitation nerveuse, tels sont les trois aspects physiologiques de la femme considérée dans ses types les plus complets et les plus irrécusables.

« A son exquise sensibilité, la femme doit ses principaux charmes et ses principales vertus ; c'est ce que Rousseau, dans son *Émile*, a éloquemment démontré, et après lui un grand nombre d'écrivains, parmi lesquels nous devons compter l'élégant auteur du *Système physique et moral de la femme*. Nous n'avons rien à dire à la suite de tels maîtres. Nous résumerons leurs paroles en disant que de l'exquise sensibilité de la femme naissent la grâce de ses mouvements, son goût délicat, son aptitude merveilleuse pour les arts d'expression, son tact parfait, sa sagacité, sa prévoyance affectueuse, sa tendre et mystique piété, son inépuisable charité, et jusqu'à cette intelligence si prompte et si active que le cœur, foyer toujours ardent, électrise et alimente. C'est en vertu de cette angélique qualité que la femme fait rayonner autour d'elle, dans la famille et dans la société, d'irrésistibles et prestigieuses influences. » (In *Introduction au système physique et moral de la femme*, de Roussel.)

Qu'on ne dise pas que Cerise n'a eu en vue que la femme atrophiée des sociétés modernes. Cette étude est prise dans les entrailles mêmes de la nature. Une éducation plus hygiénique, une instruction plus virile auront pour heureux résultat de donner plus d'énergie, plus d'ampleur, plus de lustre aux qualités que Cerise vient de dépeindre avec une si douce éloquence; mais elles ne les anéantiront point. Et, en vérité, ce serait dommage !

Il faut donc tenir grand compte, dans l'étude de l'intelligence féminine, au point de vue qui nous occupe, des instincts naturels et invincibles de la femme; et il résulte clairement de cette étude et de la connaissance de ces instincts, que l'aptitude pour les sujets graves et sérieux n'est point, normalement, l'aptitude de prédilection de cette intelligence.

Or, parmi les sujets graves et sérieux, s'il en est qui soient plus graves et plus sérieux que tous les autres, ce sont sans contredit les sciences médicales, c'est-à-dire l'anatomie, au milieu des cadavres dans les salles de dissection, la physiologie, avec les tortures sanglantes des vivisections dans les laboratoires, et même les mathématiques, sans lesquelles il n'y a ni physique, ni chimie, et, par conséquent, point de médecine. Aucun observateur intelligent et consciencieux ne peut affirmer que ces travaux soient dans la nature de la femme, quelle que puisse être son éducation physique et intellectuelle. Si les femmes devaient passer leurs journées dans les conférences de droit, dans les Écoles normales, dans les hôpitaux, pour devenir des avocats, des professeurs, des médecins..... alors, adieu les « irrésistibles et prestigieuses influences que la femme fait rayonner autour d'elle, dans la famille et dans la société; » adieu la société! Heureusement, ces conceptions irréfléchies ne sont pas autre chose, pour les esprits sérieux, qu'une inconséquente et irréalisable utopie!

La prétendue expérience du collége d'Oberlin, que mon jeune contradicteur a citée dans sa lettre, est tout à fait sans valeur. On sait que le développement physique et intellectuel de la femme est beaucoup plus précoce que celui de l'homme. On sait qu'avant la puberté, dont l'évolution a lieu plus tôt chez la femme que chez l'homme, les jeunes filles sont bien plus fines, bien plus intelligentes, bien plus avides d'apprendre et plus dociles que les jeunes garçons du même âge. Ce n'est qu'après l'évolution complète de la puberté, quand la jeune fille est devenue une femme, quand le jeune garçon est devenu un homme, que les instincts, les aptitudes, les facultés propres de chacun des deux sexes se manifestent.

Que dire de l'argumentation tirée du *Manuel du droit civil* de M. Acollas? L'auteur compare la femme, — singulière comparaison, — à l'ouvrier que le capitaliste opprime!!! Pour lui, la cause de la différence qui existe entre les aptitudes de la femme et celles de l'homme, c'est uniquement la différence de l'éducation!... « Voilà à quoi a tenu jusqu'ici cette infériorité. »

J'ai vu des industriels qui faisaient vivre des centaines d'ouvriers, qui les traitaient paternellement, qui en étaient respectés et aimés. A ce spectacle, il ne m'est point venu à la pensée que ces industriels fussent des oppresseurs, et je ne sache pas que ces braves ouvriers se soient considérés comme des opprimés. Mais, en ce qui concerne la femme, franchement, dans la société moderne, par exemple dans ce Paris, qu'on a appelé, un peu trivialement, je l'avoue, le paradis des femmes et l'enfer des maris, est-ce bien l'homme qui opprime la femme, ou la femme qui opprime l'homme? Il y a là matière à controverse, — à controverse humoristique, bien entendu. Déjà, dans la seconde moitié du XVIIe siècle, La Bruyère se plaignait, comme on vient de le voir, de la domination que le sexe faible exerçait sur le sexe fort! Et puis avec quelle facilité M. Acollas tranche la question si complexe et si difficile de l'intelligence et des aptitudes de la femme! Cet auteur, dont je suis loin de contester le mérite sous d'autres rapports, possède-t-il les notions d'anatomie et de physiologie nécessaires pour aborder cette grande question ? Il est permis d'en douter. Ce n'est pas avec des vues de l'esprit, des idées sans base et par conséquent sans portée, qu'on peut espérer de réussir à l'élucider. Il faut, au préalable, des études spéciales, considérables, et des connaissances précises fondées sur l'observation attentive, longue et éclairée des faits mêmes de la nature.

Pour clore cette discussion sommaire sur ce qu'il y a au monde de plus difficile à caractériser, l'intelligence féminine, j'invoquerai encore la pensée si modérée, si conciliante, et en même temps si fine et si ferme, de Cerise, le médecin philosophe. Lui, au moins, au point de vue anatomique et physiologique, au point de vue psychologique et social, il possédait les connaissances indispensables pour aborder avec autorité le sujet qui nous occupe, et faire passer sa conviction dans l'esprit de ses lecteurs : « On a souvent contesté aux femmes le droit de prendre part aux travaux intellectuels dont les hommes s'arrogent le privilége. De vives discussions ont eu lieu à ce sujet entre de graves écrivains. Helvétius et Condorcet leur reconnaissent ce droit ; Saint-Lambert le leur refuse. Roussel les engage à ne point en user. Ce conseil est sage, en ce sens qu'il décide en leur faveur la question du droit, tout en les avertissant des inconvénients auxquels elles s'exposeraient en l'exerçant. D'après ce que nous venons de dire de l'excessive émotivité de la femme, et surtout de l'empire que cette émotivité exerce sur les actes de son entendement, la logique ne serait pas la qualité dominante de l'aimable compagne de l'homme. Or, la logique est de rigueur quand on entreprend une œuvre sérieuse, soit qu'il s'agisse de déduire d'un principe toutes ses conséquences, soit qu'il s'agisse de s'élever de l'examen des faits à la découverte et à la démonstration d'un principe. La fixité d'un principe est en lutte ouverte avec l'instabilité des émotions; on redoute, et avec raison, le triomphe de l'élément variable sur l'élément qui ne doit point changer. Mais, dira-t-on, les principes sont des données abstraites qui n'ont aucune relation avec le sentiment; la région qu'ils occupent est en dehors de la sphère des émotions; on ne doit donc point craindre que l'ordre logique des idées soit troublé par elles. A cela nous répondons que pour se maintenir ainsi, sans secousse et sans trouble, dans la haute région des abstractions, il faut une force, une énergie que la nature donne rarement à la femme, et dont elle est même fort peu prodigue pour l'homme. Il ne faut point prétendre à des faveurs qui s'excluent : l'homme doit laisser aux femmes les prévoyantes et rapides déterminations que le sentiment improvise ; la femme doit abandonner aux hommes les savantes et laborieuses décisions que la logique consacre. » (*Ibid.*)

Maintenant, je puis me hasarder à répondre à la question posée par M. P*** : « La nature même de l'esprit de la femme lui permet-elle l'étude si ardue de la médecine ? »

Non, mille fois non! Ce n'est qu'en faisant une profonde et odieuse violence à sa nature, à ses aptitudes propres, à ses instincts les plus vivaces, qui l'entraînent d'un tout autre côté, que la femme se livre à l'étude de la médecine, chargée de travaux nécessairement antipathiques à ses sentiments féminins, hérissée de difficultés incompatibles avec la mobilité innée, organique, inévitable, de son esprit.

Mais je n'ai pas encore épuisé mon sujet. Quelques objections et quelques faits de détail demandent à être examinés. J'ai, de plus, à dire quelques mots du rôle de la femme dans la société moderne. Tout cela pourra faire l'objet d'une nouvelle *Causerie confraternelle.*

VI

LA FEMME DANS LA SOCIÉTÉ

> Indépendamment des facultés qui lui sont communes avec l'homme, et que le philosophe doit connaître, sans avoir égard à la différence des sexes, la femme est en possession d'une vie propre, d'une vie qui en fait un être à part dans l'humanité. Un rôle immense lui a été assigné dans l'œuvre providentielle de la conservation de l'espèce, et, dans l'exercice de ce rôle, elle accomplit des prodiges d'amour et de dévouement.
>
> (CERISE, *Introduction*, etc.)

Un recueil périodique, qui occupe un rang distingué dans la presse médicale anglaise, THE MEDICAL PRESS AND CIRCULAR, publiait dernièrement, sur l'éducation des femmes, à propos du livre du docteur Edward H. Clarke, de Boston, SEX IN EDUCATION OR A FAIR CHANCE FOR GIRLS (*Le sexe au point de vue de l'éducation ou une belle chance pour les filles*), un article généralement bien pensé et bien écrit, qui se termine par les conclusions suivantes, que je transcris textuellement : « En un mot, l'éducation des femmes, comme celle des hommes, doit être dirigée de manière à donner une culture égale à l'organe de la pensée et aux puissances musculaires. Ce grand principe une fois admis, nous ne voyons pas pourquoi les femmes seraient condamnées à l'ignorance, et de quelle utilité il peut être pour la postérité qu'une moitié du genre humain reste plongée dans les ténèbres sur les hautes questions qui intéressent le plus notre bonheur. C'est par les études scientifiques seules que l'humanité avance dans la connaissance de la nature ; et nous espérons que, dans un temps peu éloigné, les principes fondamentaux des sciences acquises seront enseignés aux femmes aussi complétement qu'aux hommes. »

Le vœu ainsi exprimé, d'une manière certainement très-spécieuse, par notre confrère d'outre-Manche, est l'exagération irréfléchie d'une pensée bonne en elle-même, celle de la nécessité de l'instruction féminine, mais qui n'a point pour source et pour appui les données rigoureuses de l'observation scientifique. Les idées de cette nature surgissent et se répandent de tous côtés. Elles séduisent les esprits généreux, qui ne sont pas préparés à les recevoir. Ne faut-il pas, sans les repousser, ce qui serait une erreur, et d'ailleurs une chose impossible, chercher à les éclairer et à les rectifier ?

Oui, sans doute, il faut instruire les femmes, mais dans la mesure que comporte leur organisation, et dans une direction qui soit en harmonie avec leur rôle naturel dans la société. J'ai fait voir, dans ma précédente *Causerie confraternelle*, que l'instruction scientifique[1], complétement la même pour les femmes et pour les hommes, est une chimère, parce qu'elle est contre nature. Cependant, on insiste. Eh bien, cherchons quelles seraient les conséquences sociales d'une tentative de réalisation de cette chimère? Esquissons le tableau à grands traits.

Les jeunes garçons et les jeunes filles seront soumis aux mêmes exercices corporels; on leur fera suivre les mêmes enseignements. Admettons, ce qui est organiquement impossible, mais enfin admettons par hypothèse, que cette éducation commune et semblable rendra les femmes égales aux hommes pour la force musculaire et le savoir. On ne peut nier que ces études demanderont aux deux sexes, si l'on ne veut pas que l'œuvre reste inachevée, et que le but soit complétement manqué, le même labeur, le même emploi de toutes leurs facultés et de tout leur temps, le même nombre d'années. Après les études classiques viendront les études professionnelles.

Mais alors, à quel âge les femmes pourront-elles se marier?

Rivales des hommes au point de vue des forces physiques et des connaissances générales, entraînées dans les professions savantes et actives que leur éducation leur permettra d'aborder, par la conscience intime de leur instruction personnelle et par le désir d'être quelque chose et de dominer, les femmes viendront partout se placer à côté des hommes, dans les comices, dans les assemblées législatives, au barreau, dans les tribunaux, dans les sociétés savantes, dans les académies, dans les laboratoires, dans les chaires d'enseignement, et en particulier, dans l'exercice de la médecine, qui, en ce moment, paraît tant exciter leur ambition. Qui pourrait les en empêcher, puisque, d'après les croyances et l'espoir de mes contradicteurs, elles auront la force et le savoir ?

La femme sera, en effet, l'égale de l'homme; elle en partagera les fonctions sociales. En d'autres termes, elle aura le même rôle que lui dans l'administration de la société humaine. Mais elle ne sera plus pour l'homme une amie et une compagne! Elle aura toute son individualité en dehors de l'homme!

Vous représentez-vous bien, mes imprudents contradicteurs, la société humaine dans ces conditions nouvelles, que vous semblez appeler de tous vos vœux?

Il est incontestable que les relations sociales entre les hommes et les femmes deviendraient sérieuses, politiques, scientifiques, artistiques; ce qu'elles sont aujourd'hui entre les hommes. Elles seraient, je l'accorde, plus élevées, plus sévères que de nos jours. Mais elles seraient aussi moins gracieuses, moins aimables, moins attrayantes pour nous. Le côté féminin de ces relations, ce qui en fait le principal charme, nous échapperait. Dans les relations de l'esprit, il n'y aurait plus de femmes, il n'y aurait plus que des hommes !

Puis, quel serait l'intérieur des familles ? Qui oserait demander à la femme, absorbée par les nobles et mâles travaux de l'administration générale, de la science et des professions libérales, de descendre jusqu'aux soins, aux prévenances, aux occupations modestes et simples, mais affectueuses et dévouées, qui nous rendent la vie douce, facile, confortable et heureuse ? Et, pour rester sur notre terrain, nous autres médecins, après nos travaux, nos fatigues, nos angoisses de la journée, quelle aide, quel secours, quelles consolations pourrions-nous attendre de ces femmes qui auraient supporté les mêmes travaux, les mêmes fatigues, les mêmes angoisses professionnelles ?

La femme, notre égale en force et en

instruction, aurait de plus sur nous l'avantage, — avantage immense, — que la nature lui a donné dans nos instincts impérieux d'homme, dans l'attraction irrésistible qu'elle exerce sur nous. Et nous sentirions vivement combien La Bruyère était observateur fin et prudent, quand il disait : « ..... A quelque cause que les hommes puissent devoir cette ignorance des femmes, ils sont heureux que les femmes, qui les dominent d'ailleurs par tant d'endroits, aient sur eux cet avantage de moins ! »

Mais les femmes, seraient-elles au moins plus heureuses ? Hélas ! non ; tout au contraire ! Elles échangeraient les douces occupations de la famille, où elles règnent par l'amour, contre les lourdes charges de l'organisation sociale, qu'elles disputeraient aux hommes !

Il n'est pas nécessaire de pousser plus loin le tableau. Les effets du nouvel ordre de choses, s'il pouvait se réaliser, frappent tous les esprits. On voit clairement tout ce que l'homme y perdrait; on cherche en vain ce qu'il y gagnerait. En réalité, mes contradicteurs, — je parle ici seulement des hommes, — dans leur aventureuse campagne, font ce qu'on appelle un métier de dupe. Ainsi tombe cette phrase sonore de mon jeune correspondant, à laquelle il est impossible de donner un sens pratique : « Nous voulons, aujourd'hui, non une compagne un peu plus instruite, mais une égale, et nous lui donnons, pour qu'elle le devienne, toutes les ressources qui étaient jusqu'ici notre apanage exclusif. » — Si cela était possible, ce serait un vrai désastre social; mais on ne changera point les lois immuables de la nature!

Serrons le débat, et limitons la discussion à la question spéciale de la femme-médecin, qui est l'objet de toute ma réprobation. On peut certainement m'opposer les faits que j'ai groupés moi-même, très-consciencieusement, dans une précédente *Causerie confraternelle* : Les médecins danois, qui, dans une réunion imposante, admettent la convenance et la possibilité de la médecine exercée par les femmes; — la Société médicale de Hartford, qui, en accueillant une femme-médecin comme membre titulaire, donne une approbation implicite, mais complète, à la doctrine que je combats ; — Les Écoles de médecine exclusivement destinées aux femmes, qui s'élèvent et fleurissent déjà dans divers pays (1) et les professeurs les plus célèbres, qui n'hésitent point à s'associer à la téméraire innovation, en se chargeant, dans ces Écoles, de l'enseignement des sciences médicales côte à côte avec les professeurs féminins ; — les mariages des *doctoresses* avec des médecins, par exemple, de Miss Putnam avec le docteur Jacobi, de Miss Maria Vogtlin, reçue *doctoresse* à Zurich, avec le docteur Heim, professeur à la Faculté de médecine de cette ville, mariages qui font dire à un écrivain de THE MEDICAL PRESS AND CIRCULAR que toutes ces

(1) On lit dans *The medical Press and Circular* du 10 février 1875, qu'un Anglais nommé Holloway, célèbre par ses pilules et ses onguents, a fait l'acquisition d'un terrain considérable, sur lequel il se propose d'élever un collége féminin, qui pourra recevoir 400 étudiantes. Le terrain a coûté 625,000 francs, et la dépense des constructions s'élèvera à 4,375,000 fr.!

dames-docteurs possèdent une grande, et j'ajouterai une dangereuse puissance de fascination sur les cœurs de nos savants et sensibles confrères des États-Unis et du continent européen ; — La Russie officielle, qui compte ses étudiantes par centaines, et qui pousse la foi en l'institution nouvelle jusqu'à créer la femme-chirurgien des champs de bataille et des hôpitaux militaires!!!

Il faut le reconnaître, il y a dans ces faits et dans ces actes, dans le nombre, le caractère et la position sociale des partisans de la femme-médecin, comme un immense consensus, qui s'élève de toute sa hauteur contre ma manière de voir. Eh bien, cet accord, quelque général qu'il paraisse, n'a rien qui m'effraye et me démonte, car j'ai la conscience que je suis dans le vœu de la nature et dans le vrai.

Tous ces hommes, toutes ces femmes elles-mêmes, obéissent généralement à une aspiration noble et généreuse, mais sans avoir suffisamment approfondi le problème dont ils croient avoir trouvé la solution, sans avoir envisagé, sous toutes ses faces, ce sujet qui est pourtant d'un si grand intérêt social, et qui demande tant, par conséquent, à n'être pas traité avec entraînement et légèreté. Ils en ont saisi surtout le côté sentimental et chevaleresque, et se sont lancés dans l'arène plutôt sous l'influence des émotions du cœur que par l'impulsion et les conseils de l'intelligence. Ils n'ont pas réfléchi qu'avant de proposer une institution qui viendrait apporter une révolution si radicale dans nos mœurs, il fallait lui chercher une base solide dans les principes de la science la plus exacte. Leur amour inconsidéré du progrès, leur ardeur et leur impatience d'apôtres et de néophytes, ne leur ont pas permis de s'arrêter dans les longueurs d'une étude difficile, dont plusieurs n'ont pas même la notion, et ils ont créé toute une doctrine nouvelle sur les données philosophiques les plus contestables.

Quelque respectable que soit l'opinion de nos confrères danois, quel poids pourrait-elle apporter dans la balance? Effleurant, dans une discussion rapide, un sujet qu'ils ont eu à examiner d'une manière incidente et inopinée pour le plus grand nombre, comment auraient-ils pu en apprécier pratiquement les conditions anatomiques, physiologiques, psychologiques et sociales? Ce n'est pas, chacun le sait, en Congrès scientifique à deux cents membres qu'on élucide les grandes questions.

Quant à la Russie, ses décisions s'expliquent par une extrême pénurie de médecins. A défaut d'hommes pour exercer l'art de guérir, elle crée des médecins et des chirurgiens d'une espèce nouvelle. Les femmes moscovites sont assez généralement jolies, et, dit-on, de mœurs peu austères. Cet heureux pays, qui ouvre la voie, va voir la femme-médecin et la femme-chirurgien se répandre dans la société civile et dans l'armée. Il y a tout lieu d'espérer que le gouvernement russe aura bientôt à recueillir les faits les plus intéressants. Les publiera-t-il, pour l'édification du monde civilisé? C'est une expérience qui commence sur une grande échelle. Attendons ; nous en apprécierons les résultats. Ils seront, — qui pourrait en douter? — curieux et instructifs.

Mais si le gouvernement russe semble condamner mon opinion, je puis revendiquer en ma faveur le vote récent de la Chambre des Communes anglaise, qui a rejeté, par 194 voix contre 151, la seconde lecture du bill de M. Temple tendant à autoriser les Universités d'Écosse à conférer aux femmes les grades universitaires (1).

J'aborde maintenant la partie la plus difficile de mon sujet, celle où je m'attends à avoir le plus de dissidents et le plus d'idées préconçues contre moi. Je n'hésite point, tant ma conviction est profonde, et je déclare que les femmes ne sont pas plus

(1) La Chambre des représentants de Belgique, elle aussi, a été saisie dernièrement de la question des femmes-médecins, et cela, par un ancien ministre de l'intérieur!!! La proposition de l'ancien ministre est ainsi formulée : « Ne conviendrait-il pas d'admettre les femmes à pratiquer certaines branches de la médecine, spécialement les maladies des femmes et des enfants, et de constituer, en conséquence, un jury qui pourrait admettre à pratiquer ces branches spéciales? » Cette proposition a été soumise par le gouvernement à l'Académie royale de médecine de Belgique, qui, après délibération, a voté

faites pour la pratique des accouchements que pour celle de la médecine ou de la chirurgie. Je partage, à cet égard, l'opinion parfaitement motivée de la Société obstétricale de Londres. Un journal de médecine français imprimait dernièrement cette phrase : « Si la sage-femme n'existait pas, il faudrait l'inventer. » C'est une erreur, cher confrère. L'institution des sages-femmes n'est qu'une tradition, aujourd'hui sans utilité générale incontestable, des époques d'ignorance et de superstition de l'antiquité et du moyen âge, le reste de

à l'unanimité la réponse suivante : « Il n'y a pas lieu d'admettre les femmes à pratiquer spécialement certaines branches de la médecine, ni de former un jury particulier pour les examiner ; si elles veulent devenir médecins, elles n'ont, comme les hommes, qu'à faire preuve de capacité devant les juges institués par la loi, qui n'interdit pas leur admission. »

Il est évident que ce vote, où l'on voit, d'ailleurs, le respect de la législation qui règne en Belgique, est la condamnation implicite de la doctrine de la femme-médecin.

vieux préjugés qui s'éteignent. On ne peut la concevoir avec quelque raison d'être que dans la médecine des pauvres. Mais, là même, où en est la nécessité? J'ai été pendant de longues années médecin d'un bureau de bienfaisance. Combien de fois n'est-on pas venu me prier d'aller terminer des accouchements pour lesquels la sage-femme de service était d'une dangereuse insuffisance? Jamais, en pareil cas, ni mes collègues, ni moi, nous n'avons refusé notre assistance. Dès lors, à quoi bon cet intermédiaire sans capacité? N'était-ce pas un rouage inutile; et n'eût-il pas été plus désirable pour les pauvres femmes en couches d'avoir, dès le début de leur travail, des soins plus éclairés?

Dans une médecine des pauvres bien organisée, tout ce qui a trait à l'art de guérir doit être prévu et marqué au coin de la science la plus parfaite, aussi bien l'assistance obstétricale que les soins de la médecine proprement dite et la pratique des opérations; et l'on ne voit pas pourquoi les médecins de bienfaisance seraient exclus de la pratique des accouchements. Une pareille mesure ne saurait être dans l'intérêt des assistées. Il est grand, il est d'une charité vraie, d'assurer aux malheureux à qui la société doit tendre la main, le ministère secourable et éclairé des hommes qui peuvent leur donner une sécurité entière. C'est d'après ce principe si hautement charitable et humain que se recrute le personnel éminent et justement célèbre de nos hôpitaux; et le Corps médical français, si remarquable par son dévouement, n'a jamais cherché à éluder les devoirs de cette nature.

J'ai exposé précédemment les traits principaux du plaidoyer d'Élisabeth Nihell, la sage-femme du siècle dernier, et les remarques beaucoup plus réservées de madame Anna Puéjac, l'habile sage-femme en chef de la maternité de Montpellier. La première, en dehors de quelques plaisanteries de mauvais goût, n'a mis en avant qu'une seule raison à laquelle on doive s'arrêter, à savoir, la petitesse de la main de la femme. Mais la petitesse de la main est surtout utile dans les plus graves opérations obstétricales, où cette qualité sera presque nécessairement une cause de faiblesse, et deviendra partant, dans un grand nombre de cas, un inconvénient plutôt qu'un avantage. A madame Anna Puéjac, chacun répondra que les mièvreries, — le mot *mièvrerie*, d'après le Dictionnaire de l'Académie française, signifie *petite malice...* — que les mièvreries qu'elle préconise peuvent être remplacées sans regrets, auprès d'une femme qui accomplit la fonction la plus douloureuse et la plus importante de la nature, par la douceur, les attentions paternelles et délicates, les soins dévoués, qu'on ne voit pas plus être l'apanage des sages-femmes, tant s'en faut, que celui des accoucheurs instruits, expérimentés et habitués à compatir aux souffrances de leurs semblables. Un immense avantage de l'homme sur la femme, comme accoucheur, c'est qu'il inspire une confiance bien plus grande à la patiente, qui voit en lui un appui, un protecteur, une force physique et morale sur laquelle elle peut compter.

Cette question des accoucheuses mérite, d'ailleurs, une profonde et sérieuse attention à plus d'un titre. En Grèce, les lois interdisaient aux femmes l'étude et l'exercice de la médecine, et, par conséquent, la pratique des accouchements. « Les dames d'Athènes aimant mieux mourir que d'être accouchées par des hommes, Agnodice, déguisée sous l'habit d'homme, eut le courage de braver cette défense au péril de sa vie, et de continuer à les assister dans leurs couches. La supercherie de cette jeune fille ayant été découverte, elle fut condamnée par l'aréopage, et la sentence aurait été exécutée, si les dames les plus distinguées d'Athènes, guidées par la reconnaissance, n'eussent eu assez de crédit pour la faire révoquer. » Gardien, le célèbre accoucheur, à qui j'emprunte cette curieuse anecdote, et qui fait un grand éloge de l'audacieuse sage-femme qu'il nous présente ainsi en insurrection avec les lois de son pays, fait remarquer que les médecins de cette époque avaient été portés à demander à l'aréopage cette législation sévère par « un sentiment louable, le désir d'abolir la coutume barbare et sacrilége qui s'était introduite chez les sages-femmes de procurer la stérilité et l'avortement. Entre les plus fameuses matrones, dont les noms ont été transmis à la postérité, Aspasie et Laïs paraissent avoir possédé la connaissance des drogues propres à rendre les femmes stériles, à solliciter la fausse couche !!... » (DICT. DES SC. MÉD.) (1).

Les dames d'Athènes aimaient mieux mourir que d'être accouchées par des

(1) Dans un intéressant article du nouveau *Dictionnaire encyclopédique des sciences médicales* sur les FEMMES-MÉDECINS, M. le docteur Beaugrand considère l'anecdote d'Agnodice comme une pure fable inventée par un certain Hyginus, qui vivait sous Auguste. Je m'en rapporte bien volontiers à son érudition. Mais cette remarque n'atténue en rien le fait très-grave que

hommes! De nos jours, bien des femmes partagent les susceptibilités des dames d'Athènes. J'ai sous les yeux le deuxième compte rendu annuel du *New Hospital for women* de Londres, où mes honorables adversaires, Mistriss Garret-Anderson et Mistriss Hoggan, sont chefs de service et professeurs. Selon toute apparence, c'est à ces dames que je dois la faveur de l'envoi de cette brochure, et je les en remercie. J'y lis que des femmes, qui ne veulent se

j'ai voulu mettre en lumière, à savoir, que les sages-femmes de l'antiquité grecque hésitaient peu à commettre un acte qui est considéré comme un crime dans toutes les civilisations. La réalité de ce fait ressort d'ailleurs de la phrase suivante, que j'emprunte à l'article cité : « ..... Dans un dialogue de Platon, Socrate, l'un des deux interlocuteurs, parlant des sages-femmes, et après avoir rappelé la profession de sa mère, dit qu'elles peuvent, par des *remèdes* ou des enchantements, hâter la délivrance des femmes, ou favoriser l'avortement, si la mère le désire! »

Du reste, mon savant confrère, s'appuyant sur des raisons très-bien déduites, condamne, comme moi, l'institution des femmes-médecins.

soumettre à aucun traitement médical ou chirurgical qui serait administré par des hommes, viennent, souvent de très-loin, pour confier, dans cet établissement hospitalier, le soin de leur santé à des docteurs de leur sexe. Il y a quelque chose de respectable dans la réserve et la susceptibilité farouche de ces femmes. Mais c'est une erreur et une faute que de surexciter en elles cette sensibilité.

D'un autre côté, Élisabeth Nihell s'efforce de mettre en jeu l'amour-propre et la jalousie des époux dont les femmes reçoivent les soins intimes et dévoués d'un accoucheur.

Examinons un peu tout cela.

Et d'abord, pour ce qui est de la pudeur, plaçons-nous tout de suite à un premier point de vue.

Oui, la pudeur est le plus bel ornement de la femme civilisée. Elle est la sauvegarde, la garantie de la société au sein de laquelle nous vivons. Sans elle, il n'y a plus de famille; et, sans la famille, la société humaine, que nous ne pouvons jusqu'à présent concevoir sous une autre forme, retomberait, par une pente plus ou moins rapide, mais d'une manière certaine, dans l'état sauvage. Nous sommes tous d'accord sur ce point; et je ne pense pas que cette doctrine ait besoin d'être développée.

Eh bien, mes chers contradicteurs, est-ce que cette pudeur protectrice de la faiblesse féminine, ce sentiment que vous portez si haut pour écarter les hommes de la médecine des femmes, ne devrait pas arrêter la jeune fille sur le seuil des salles de dissection ? Comme le dit mon jeune correspondant, il faut du courage, — je dis, moi, il faut plus que du courage, — aux femmes qui ne rougissent pas d'aborder une carrière, dont les premières études sont contraires à la décence, et dont la pratique est semée de tant d'écueils, aux femmes qui, pour « conquérir leur indépendance et renverser la domination de l'homme, bravent les préjugés et l'opinion publique. » Mais ce courage n'a rien qui excite mon « admiration ». Les cas sont bien rares, où les femmes s'honorent en bravant l'opinion publique. Une douce et timide réserve leur sied mieux que l'audace et le cynisme.

Et puis, croyez-vous que l'étude de la médecine et la fréquentation des amphithéâtres et des hôpitaux, pêle-mêle avec les étudiants, soient bien propres à conserver, à développer, à raffermir, chez les jeunes filles, le sentiment de la pudeur ?

En voilà, je crois, assez sur ce côté de la question, qui me paraît suffisamment éclairci. Un autre point de vue, qui pénètre plus avant encore dans les sentiments intimes de la femme, va nous fornir quelques considérations non moins délicates, non moins dignes d'intérêt.

Si la pudeur des femmes est une des premières et des plus impérieuses conditions de la civilisation moderne, ce sentiment n'est, au fond, qu'un sentiment de convention, que l'éducation inspire et fait naître, et que la connaissance des lois de la société développe et corrobore ; et logiquement, dans certains cas, ce sentiment doit céder à des considérations fondées sur la raison, quand la santé ou la vie est en cause. En se plaçant à ce second point de vue, on peut dire avec vérité que la pudeur des dames d'Athènes et des malades de l'hôpital de Mistriss Garrett-Anderson est un sentiment mal raisonné et faux. C'est manquer de pudeur, pour une jeune fille, d'aborder sans sourciller les études anatomiques ; ce n'est pas avoir de la pudeur, c'est manquer d'intelligence et de raison, pour une femme malade ou en couches, de s'exposer à devenir infirme ou à mourir, plutôt que de recevoir les soins d'un homme.

Je ne m'arrêterai pas aux moqueries qu'Elisabeth Nihell lançait à l'adresse des maris. Ce n'est pas une argumentation sérieuse et de bon aloi. Le médecin, dans l'exercice de son art, s'absorbe tout entier dans l'accomplissement d'un grave devoir ; le salut de la malade domine toutes ses pensées. Si une pudeur mal raisonnée ou une susceptibilité inepte devait s'interposer entre la malade et le médecin, il faudrait donc, pour être conséquent, retirer aux hommes la connaissance et le traitement de toutes les maladies qui n'ont pas pour siége exclusif la tête, les mains ou les pieds. On arrive ainsi à l'absurde.

Les désordres de Zurich, que j'ai signalés, et qui m'ont semblé une raison puissante contre la présence des femmes dans les Écoles de médecine, ont été considérés comme un fait exceptionnel par mon jeune contradicteur, qui s'est empressé de mettre en opposition ce qui se passe à Paris. Mais, dans la France, qui est pourtant le pays des idées, celle de la femme-médecin n'a eu, jusqu'à présent, qu'un médiocre succès. La Faculté de médecine de Paris possède, en tout, une douzaine d'*étudiantes*, qui sont noyées et passent inaperçues dans la foule des étudiants, et qui, si je ne me trompe, ne sont pas Françaises. On dit que ces dames ont une conduite et une tenue irréprochables. J'accepte ce jugement de tout mon cœur et sans en réclamer la moindre preuve. Je suis trop heureux, à cet égard, de croire mon jeune correspondant sur parole. Mais comment, en si petite quantité, seraient-elles turbulentes? A Zurich, leur nombre dépassait la centaine.

Il est vrai qu'en Russie, où l'Académie de médecine compte deux cent cinquante étudiantes, le correspondant du *Times* nous apprend que, dans les classes qu'il a visitées pendant que les professeurs occupaient la chaire, l'auditoire féminin se faisait remarquer par une attention intelligente et une tenue sérieuse et modeste. Vous voyez que je n'enlève à mes adversaires aucun des arguments qui peuvent être favorables à leur thèse. Mais la Russie est un pays d'autocratie. La France, du moins on le dit, est un pays libre, un peu moins libre toutefois que la Suisse et les États-Unis. Eh bien, en France, supposez que, sur les cinq mille étudiants inscrits à l'École de médecine de Paris, il y ait trois mille, deux mille, seulement même mille jeunes femmes, croyez-vous que le quartier latin resterait aussi calme que l'île Saint-Louis ? Vous ne le croyez pas plus que moi.....

Pénétrons maintenant dans les châteaux de la féodalité, qui se dressent devant moi comme une objection séculaire, et où les récits les plus poétiques nous représentent les femmes exerçant la médecine, et même la chirurgie, avec tant de grâce et d'habilité! Je ne pense pas que ces châtelaines, qu'on oppose à mon scepticisme, malgré toute leur charité et tout leur dévouement, se soient jamais aventurées à pratiquer les opérations de la grande chirurgie, les amputations, le débridement des hernies étranglées, la taille, ni même la simple ouverture sanglante des abcès. Dans la plupart de ces châteaux, il n'y avait ni médecin ni chirurgien; il fallait bien que quelqu'un se consacrât aux soins des malades et des blessés. Les hommes avaient de tout autres occupations! Or, que faisaient les dignes châtelaines? Elles pansaient les plaies! C'était là leur grande affaire, leur triomphe. Pour les blessures, elles avaient des baumes ; pour les maladies internes, elles avaient des breuvages. En somme, qu'était-ce autre chose que la médecine expectante? Mais ces nobles et sensibles dames avaient surtout des soins exquis. Enfermées dans ces splendides prisons, et ne voyant le monde que du haut de leurs remparts, les sentiments de charité, si naturels à la femme, débordaient de leurs cœurs, et elles cherchaient avidement les occasions de leur donner un emploi et un but. Aussi leurs attentions auprès des malades étaient-elles, à ce qu'il paraît, d'une délicatesse charmante, d'un dévouement absolu, souvent même enivrantes, et pleines de séductions.

Les châtelaines du moyen âge étaient donc par-dessus tout d'admirables gardes-malades. Oh! voilà, en médecine, la vraie vocation de la femme! Exécuter les prescriptions de l'homme de l'art, entourer les malades de soins, les consoler, les encourager, c'est son lot naturel, celui dont elle puise l'inspiration dans son cœur. Que d'intelligence et de force la femme déploie auprès d'un être humain qui souffre! Je repousse la femme-médecin, chirurgien ou accoucheur, mais j'accepte avec admiration et reconnaissance la femme garde-malade.

Après tout ce que j'ai dit pour démontrer qu'il n'appartient point à la femme, dans la société moderne, d'exercer l'art de guérir, je m'attends à être apostrophé par mes contradicteurs, qui vont faire miroiter à mes yeux ce fameux théorème, souvenir de mon adolescence, dont on m'imposait le développement et la démonstration quand je faisais ma philosophie au ci-devant collége royal de Nantes : *Ab ente ad posse conclusio valet* (de ce qu'une chose est, on a le droit de conclure qu'elle est possible). On appelait cela former le jugement de la jeunesse.

La femme-médecin, me dira-t-on, que vous combattez comme impossible physiquement et moralement, la femme-médecin est. Elle fonctionne. Elle pratique, elle enseigne. Aveugle qui ne la verrait point. Elle est donc possible!

La femme-médecin existe! — Il serait plus exact de dire : Il existe quelques femmes-médecins. Or, ces femmes sont des femmes exceptionnelles. Leur *réalisation* plus ou moins réussie n'infirme en rien mon argumentation. Que de femmes ne pourrait-on pas citer, qui se sont rendues célèbres dans l'une ou l'autre des branches des connaissances humaines les plus ardues, dans l'une ou l'autre des fonctions actives qui sont le plus évidemment du ressort de l'homme! Ne serait-ce pas une folie d'en inférer que la place et la mission de la femme ne sont pas dans le foyer conjugal? « On ne saurait conclure de ces quelques cas particuliers, qui se présentent çà et là, dit un des écrivains de La France, que les femmes puissent être, aussi bien que les hommes, médecins, avocats, ministres, président de la République, que sais-je encore? Il serait aussi logique de proposer la création de régiments de femmes, parce qu'il s'est trouvé, pendant les guerres de la République et de l'Empire, quelques héroïnes qui ont tenu l'épée. » Ne rencontre-t-on pas des hommes qui sentent et s'émeuvent comme des femmes, et des femmes qui pensent et raisonnent comme des hommes? C'est au point de vue social ou politique, comme institution générale ou officielle, que la femme-médecin doit être condamnée. Quant au travail individuel, il ne relève que d'un principe, la liberté.

Mon argumentation est terminée. Je crois avoir ruiné toutes les raisons, tous les faits qui ont été avancés en faveur de l'institution de la femme-médecin. Ce n'est que par une naïve et aveugle aberration de l'esprit, que la femme oublie sa propre nature, et même les avantages qu'elle doit à cette nature, au point d'envier la place de l'homme dans le monde, et de vouloir l'occuper.

La femme, si elle comprend ses devoirs, en restant femme, n'a rien à envier à l'homme. Sa mission est la plus grande; elle est, physiquement et moralement, la source et la base de la société humaine, dont elle tient en grande partie l'avenir dans ses mains. Son rôle est le plus beau et le plus doux ; elle est, — hélas ! elle ne l'est pas encore, mais elle le sera, — l'initiatrice de la civilisation. J'ose prédire à la femme de belles et immenses destinées. Mais il faut absolument que l'homme lui fraye le chemin. Seule, sans guide et sans aide, elle ne peut sortir de l'ornière de son passé.

Je veux le crier bien haut, afin d'être entendu de tous : aujourd'hui, la position de la femme dans la société est précaire, artificielle, inféconde. En vain nous dit-on, dans un optimisme que l'observation des faits ne justifie point : « Le rôle de la femme n'est-il pas assez grand, qu'il ne puisse lui suffire ? C'est elle qui constitue la famille ; elle élève ses enfants et en fait des hommes; elle est la grâce, la joie, l'honneur du foyer domestique; l'homme en est le protecteur et la gloire. S'il fait les lois, elle fait les mœurs. Les grandes choses, c'est lui qui les accomplit; les bonnes, c'est elle. Quelle est la meilleure part? » (LA FRANCE.)

Comment élève-t-elle vos enfants, quels hommes vous donne-t-elle, quelles mœurs crée-t-elle, la femme, telle qu'elle sort de votre civilisation, la femme, que vous avez abandonnée à elle-même, qui, depuis des siècles, s'efforce de s'élever jusqu'à vous, et qui, dans ces efforts, s'égare? Il lui reste les bonnes œuvres; c'est quelque chose, mais ce n'est pas assez.

L'homme, qui, en définitive, est le directeur du monde, ne peut tarder à s'occuper sérieusement de l'éducation de sa compagne. Tout l'avenir de la société humaine est là. Il n'y a point d'homme grand sans une mère grande. La femme débile, maladive, nerveuse, hystérique, de nos sociétés modernes, ne peut donner le jour qu'à des enfants chétifs. Livrée aux préjugés les plus malsains, privée des lumières d'une instruction bien dirigée, elle est inapte à former le cœur et l'esprit des jeunes créatures qui doivent devenir des hommes.

L'homme a un grand devoir à remplir envers la femme. Il sait quels sont les moyens de lui donner la constitution robuste qui lui permettra de mettre au monde des enfants sains et vigoureux ; il faut qu'il les mettre en œuvre. Par sa science et par la connaissance qu'il a du monde, il est capable de donner à l'instruction de la femme la direction la mieux appropriée à ses fonctions sociales; il faut qu'il s'empare activement de cette direction.

Il y a des conditions sociales nécessaires; il importe de les conserver. De même que le gouvernement d'un pays bien organisé doit avoir pour principe la division des pouvoirs, de même, dans la société humaine, un principe fondamental, c'est la division des fonctions entre les deux sexes.

Quand l'homme aura éclairé, instruit et formé la femme; quand la femme, dégagée des idées fausses, aura compris sa sublime mission et s'y livrera tout entière, on ne verra plus les jeunes filles se fourvoyer dans les amphithéâtres et dans les salles de dissection, pour devenir des médecins, des chirurgiens ou des accoucheuses. La femme, toute à son œuvre sociale, nous donnera une jeunesse saine de corps et d'esprit. Elle fera, dans toute la vérité du mot, des hommes. La société lui devra sa rénovation, une beauté nouvelle. Ce sera alors que la femme aura véritablement et glorieusement mérité *il dolce nome di madre*, comme dit le grand poëte italien (1), le doux nom de mère !

(1) Le Tasse, dans l'*Aminta*.

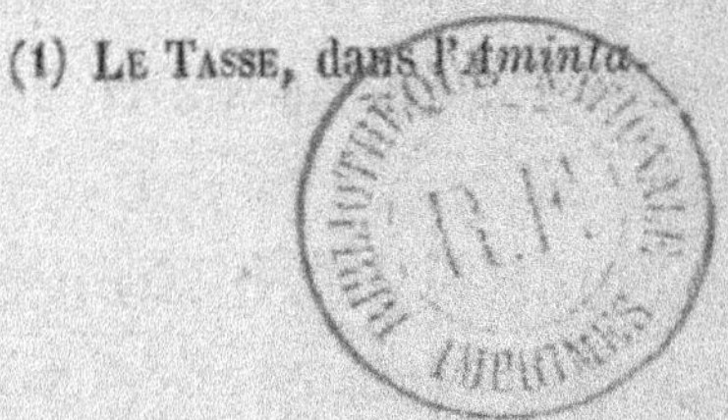

FIN.

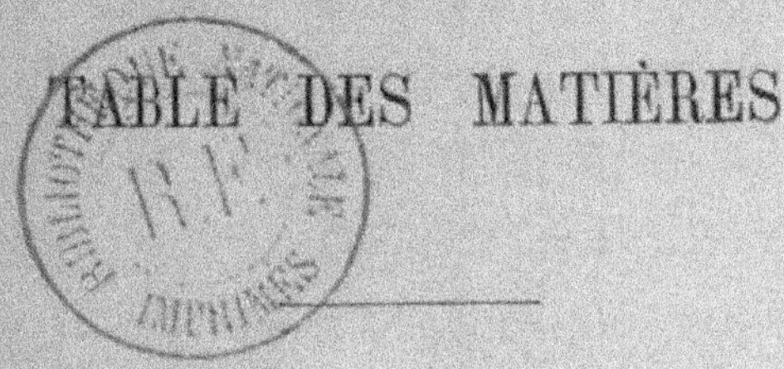

TABLE DES MATIÈRES

Typ. F. Malteste et Cie, 22, r. des Deux-Portes-St-Sauveur.

PARIS. — IMPRIMERIE FÉLIX MALTESTE ET Cie
Rue des Deux-Portes-Saint-Sauveur, 22.

www.ingramcontent.com/pod-product-compliance
Ingram Content Group UK Ltd.
Pitfield, Milton Keynes, MK11 3LW, UK
UKHW022027170726
13837UKWH00001B/447

9 782329 266862